12-99

ISBN 978-88-6905-786-1

© 2020 HarperCollins Italia S.p.A., Milano
Prima edizione HarperCollins
aprile 2020

Prima ristampa - maggio 2020
Seconda ristampa - giugno 2020

Realizzazione editoriale: Lidia Rossi, Alessandra Valenti
Progetto grafico: Romina Grasselli
Illustrazioni: © Giusy Anzovino
Schede #paroladiesperto: pp. 38-39 © Silvia Pasqualini,
pp. 68-69 © Valeria Valentino, pp. 76-77 © Laura Coluccio,
pp. 96-97, 98 © Fabrizia Graziani, pp. 104-105 © Matteo Schlechtleitner,
pp. 132-133 © @farmacistartista, pp. 136-137 © Viola Zulian,
p. 148 © Laura Calore

I contenuti di questo libro non sono in alcun modo configurabili quali
esercizio di attività medica e non intendono in alcun modo sostituire
o integrare il parere professionale di un medico. L'utilizzo di qualsiasi
informazione qui riportata è a discrezione del lettore. Gli autori e l'editore
declinano qualsiasi responsabilità diretta o indiretta derivante dall'uso
o dall'applicazione di qualsivoglia indicazione riportata nel testo.
Si raccomanda di consultare il proprio medico per ogni specifico problema.

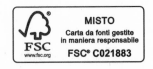

MISTO
Carta da fonti gestite
in maniera responsabile
FSC® C021883

FEDERICA ACCIO
In forma con Fede

HarperCollins

Alle antiallieve di vecchiarda data,
coloro che per prime hanno creduto in me!
Alla mia stella lassù.
A mamma, papà, Emi e Ale

Sommario

#PAROLADIESPERTO

ODIO, NON ODIO

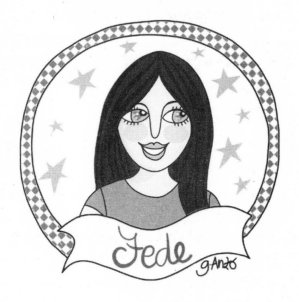

#MIMIAYUHARACIAONE

Odio la palestra ma amo la ginnastica.
Ecco, l'ho detto una volta per tutte,
e adesso vi racconto la mia storia
e vi spiego perché gioco a dire
che "odio la palestra".

A vevo 7 anni quando sono rimasta folgorata dal cartone animato *Jenny la tennista*: per tutti quelli che non sono stati bambini negli anni Ottanta, si tratta di un manga giapponese dove la protagonista gioca a tennis per gran parte del suo tempo; ed è stato per colpa di Jenny che ho cominciato anch'io a giocare a tennis. Il mio maestro mi chiamava "scricciolo" perché ero la più piccina del gruppo, ma a me il soprannome non dispiaceva perché era lo stesso dato a Laura Ingalls, la protagonista della serie TV *La casa nella prateria*, altro cult degli anni Ottanta.

Poi è stata la volta di *Mimì e la nazionale di pallavolo*, altro cartone animato giapponese dove l'eroina, la pallavolista Mimì Ayuhara, era famosa per il suo "attacco invisibile" e per la battuta "a goccia di ciclone". Non c'era bambina in quegli anni che non volesse imitarla giocando a pallavolo. Eppure, sebbene fossi preda della fascinazione per queste campionesse dello sport animato, i loro allenamenti estenuanti, con tanto di catene che ferivano i polsi per aumentare la potenza del tiro, mi lasciavano un po' perplessa già a quell'età. Certo, i salti mortali eseguiti sotto rete mi affascinavano, ma il sacrificio per raggiungere il risultato mi pareva comunque troppo oneroso.

Mentre sognavo di essere come loro, arrivò il colpo di grazia: il mio primo test di Cooper fatto nell'ora di ginnastica alle scuole medie. Nella sua forma originale, questo test prevede che si corra per 12 minuti cercando di coprire la massima distanza possibile. Ricordo ancora la sensazione di nausea e vomito al termine della prestazione... La professoressa mi diede un bel 4 nella corsa di resistenza e io mi sentii immediatamente un'incapace. Ancora oggi la lunga distanza non è il mio forte, ma allora quel verdetto mi fece sentire davvero una schiappa.

Per fortuna, qualche mese dopo vinsi la gara di velocità al campionato studentesco e questo cambiò tutto: la professoressa mutò il suo giudizio su di me, ma io non cambiai idea sul fatto che mortificare un'allieva per ottenere un risultato migliore non sia la strada giusta per avvicinare le persone allo sport e all'attività fisica. Credo che sia stata quella la prima occasione in cui promisi a me stessa che non sarei stata quel tipo di insegnante, che non avrei mai discriminato le persone in base alle loro caratteristiche fisiche o alle loro attitudini e che non avrei usato un test della Nasa, nato per misurare la capacità di resistenza dei soldati, per valutare le prestazioni sportive degli alunni di una scuola media.

Più tardi ho imparato che ciascuno di noi possiede capacità diverse a seconda del proprio bagaglio genetico e che non è possibile eccellere in tutto. Però quelli erano gli anni Ottanta e imperversava il culto del corpo scolpito e della forma fisica al top. Erano anni in cui ci si allenava con l'aerobica e con le lezioni di Jane Fonda: costumi sgambatissimi, scaldamuscoli colorati e sedere a vista! Non sono stati anni facili per chi non aveva un fisico da urlo. La moda della palestra, degli allenamenti massacranti e del "dolore che fa bene" era il viatico di tutti.

Riscontrai una certa tendenza all'"approccio militare" anche più tardi, quando mi iscrissi in una palestra vicino a casa spinta dal desiderio di snellire le mie "cosciotte rotondette", sempre poco conformi ai canoni estetici, che nel frattempo erano diventati quelli degli anni Novanta. Alla fine della seconda lezione di un corso di step, durante il quale l'insegnante ci prese verbalmente a schiaffi, interrompendo la lezione in modo brusco per urlarci che eravamo "delle buone a nulla" per il solo fatto che non riuscivamo a memorizzare la sua coreografia, decisi di diventare un'anti personal trainer. Mi sembrava la via giusta per rispettare le proprie allieve: insegnare loro ad amare se stesse e a mandare a **FANCULINO** le mode del momento.

Con il 1995 arrivarono anche i miei 20 anni e, dopo un diploma magistrale, scelsi di iscrivermi all'Istituto Superiore di Educazione Fisica, il caro vecchio ISEF, per compiere un percorso universitario basato su materie scientifiche e tanta, tantissima attività pratica.

Ore 8: lezione di nuoto, a cui partecipavo volentieri perché il "prof" era il sosia di Michael Keaton ai tempi della sua interpretazione in *Batman*! Nonostante ciò, quelle 80 vasche fatte di primo mattino erano una sofferenza che a stento riuscivo a sopportare. Per questo la mia GINNASTICHINA, oggi, si può praticare liberamente nel momento in cui ci si sente più energiche e senza imposizioni di orario. Poi la giornata continuava tra lezioni teoriche e attività fisica ad alto impatto, quella del tipo NO PAIN NO GAIN, ma nonostante questo l'esperienza di quegli anni mi ha lasciato una buona base teorica su cui costruire la mia futura professionalità.

Tra i 20 e i 40 anni ho avuto la possibilità di collaborare con diverse realtà legate al mondo dell'attività sportiva: sono stata insegnante di educazione motoria nella scuola primaria, istruttrice in sala pesi, insegnante di aquagym, di Pilates e di nuoto in centri estivi per ragazzi; ho lavorato in fitness club esclusivi, in villaggi turistici e, infine, in poliambulatori di riabilitazione fisica, ed è stata proprio quest'ultima esperienza, svolta al fianco di medici specializzati, a illuminare il mio cammino. Lavorando insieme ai fisioterapisti ho capito L'IMPORTANZA DELL'ESERCIZIO A BASSO IMPATTO, DELLA PERSONALIZZAZIONE DEGLI ALLENAMENTI E DELLA CAPACITÀ CHE HA IL MOVIMENTO DI MIGLIORARE LA QUALITÀ DELLA VITA delle persone.

Ricordo ancora oggi la gioia di un paziente, reduce da un intervento ai legamenti di un ginocchio, che dopo 6 mesi di riattivazione muscolare con esercizi specifici di rinforzo riuscì a recuperare totalmente e al tempo stesso a sfoggiare un quadricipite di tutto rispetto, unendo la soddisfazione della ripresa funzionale a un mero risultato estetico.

Fu in quel periodo che compresi come certi esercizi, tanto osannati nel mondo del fitness, possano anche diventare deleteri per il nostro corpo e siano invece sostituibili con allenamenti meno invasivi ma altrettanto efficaci. Ho capito che l'apparato cardiovascolare non può essere sempre spinto al massimo perché, se è vero che siamo una macchina perfetta, è altrettanto vero che non possiamo forzare continuamente il motore ai massimi giri, a meno di non volerlo guastare velocemente...

Questa nozione fondamentale l'ho acquisita frequentando un corso di formazione presso l'ULSS di Treviso finalizzato alla promozione dell'attività fisica per le persone affette da cardiopatie. E siamo quasi arrivati all'oggi: dopo anni di peregrinazioni lavorative sono tornata a vivere nella mia terra d'origine, l'Oltrepò Pavese, e ho deciso di scommettere sulla mia filosofia ironica del **#NOPAINOGAINFANCULINO** e sul metodo della **GINNASTICHINA**, che altro non è che un allenamento a basso impatto e a grande rispetto per il fisico e il cuore delle persone. È una pratica allenante che parte dalla considerazione che siamo quello che siamo e che dobbiamo prima di tutto amarci e poi allenarci per ottenere il meglio dal nostro corpo e dalla nostra mente. Questa idea è nata dall'osservazione quotidiana delle persone e dei loro problemi fisici, dal desiderio di dare speranza a tutti coloro che, come me, hanno subito piccoli traumi fisici o morali, in palestra o a scuola, o con un allenatore sbagliato, che li hanno fatti sentire fuori posto almeno una volta nella vita. A tutti loro, e a voi che leggete, voglio dimostrare che **ESISTE UNA VIA GIUSTA CHE STA A METÀ STRADA TRA IL FITNESS "LACRIME E SUDORE" E LA "DIVANITE ACUTA"**.

Ma adesso basta raccontare di me, è ora di cominciare a parlare di voi e a capire se siete pronte per fare il grande salto e diventare delle antiallieve: volete rinunciare a sudore e fatica e cominciare ad amarvi per quello che siete e ad allenarvi per diventare quello che vorrete essere? Volete farlo con grande allegria e leggerezza e una buona dose di costanza?

Molte persone hanno già scelto la mia **GINNASTICHINA** e sono diventate delle splendide antiallieve che si amano e si allenano insieme a me ogni giorno.

Mettetevi alla prova anche voi, sfoderate una buona dose di ironia e divertitevi a leggere le pagine che seguono.

Fede

AMO, NON AMO, AMO, NON AMO, AMO, NON AMO...

Come vi ho già detto, a parte giocare a dire che "odio la palestra", io non odio proprio niente e nessuno. Ci sono, è vero, alcune cose che non mi piacciono molto, ma in questa lista preferisco cominciare da tutte quelle che amo e che mi fanno stare bene.

AMO

✔ Accarezzare Brendona, la mia pointerina cicciona.
✔ Mangiare chili di insalata russa durante le feste di Natale.
✔ Ballare la musica *"tunz tunz"* degli anni Novanta quando sono in auto, ovviamente ferma al semaforo.
✔ Osservare le facce di chi mi vede ballare in auto la musica *"tunz tunz"* degli anni Novanta.
✔ Cantare le canzoni di Laura Pausini in auto, non necessariamente ferma al semaforo.
✔ Sfogliare vecchi album di fotografie (questo mi rende **FELICIONA!**).
✔ Riempire il mio portagioie di bijoux sbrilluccicosi da pochi euro.
✔ Ricevere le foto **TRASFORMESCION** delle mie antiallieve. Una soddisfazione grande!
✔ Partire per qualche giorno di vacanza, senza allontanarmi troppo da casa*.
✔ Indossare il **PIGIAMONE** e addormentarmi sul divano dopo cena, per poi trasferirmi a letto molto più tardi. Una goduria.

NON AMO

✗ Prendermi troppo sul serio.
✗ Chi si fa forte delle debolezze altrui.
✗ Prendere l'aereo. Preferisco volare con la fantasia oppure, se obbligata, farlo dopo aver bevuto due gin tonic.
✗ Gli imperativi del tipo: "fai questo, fai quello, devi dire così…".
✗ La matematica. Ancora oggi è il mio peggior incubo!
✗ Le serie TV troppo lunghe, tranne *La casa nella prateria*.
✗ Quando, al bar, mi mettono il ghiaccio nelle bibite.
✗ Fare la spesa: da vera anti personal trainer riempio il carrello solo di **SCHIFEZZINE**.

*Quello del viaggio è un tema che merita una piccola appendice. Il tragitto ideale è in auto (l'aereo non mi è mai piaciuto) e una volta giunti a destinazione la mia ricetta per una vacanza è la seguente: un po' di storia, un po' di arte, un pizzico di shopping, un orizzonte verde, mare q.b. e, per condire il tutto, una bella dose di WOW!

CAPITOLO 1

ANTIALLIEVA: ELOGIO DELLA NORMALITÀ FELICE

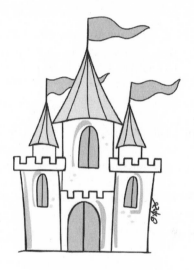

#FITNESSGIRL

Nel corso degli anni ho conosciuto
e antiallenato migliaia di ragazze,
prima nelle palestre, poi con la mia
ginnastichina e l'attività online. È ora
di svelarvi che cosa le accomuna tutte.

E bbene sì, una delle caratteristiche che contrad-
distingue più o meno tutte le mie ANTIALLIEVE
è l'autoironia, insieme alla capacità di ridere e
sorridere di fronte alle sfide della vita e, soprattutto, alle sfighe quotidiane. Alcune di loro sono
arrivate fino a me partendo da un percorso classico di allenamento in palestra, fatto di esercizi
ad alto impatto, altre le ho conosciute dopo che avevano
subìto un infortunio o una grave malattia, altre ancora mi
hanno raccontato di essere le persone più pigre del mondo
e di faticare ad alzarsi dal divano per raggiungere il letto.
In mezzo, ci sono le molte che si dichiarano "mediamente
sportive", ma che di volta in volta trovano scuse creative
per saltare l'appuntamento con il corso di GAG, la lezione
di spinning o l'allenamento a circuito in sala pesi.

Del resto, salvo rare eccezioni, tutte abbiamo provato
almeno una volta nella vita quel senso di rimorso per esserci iscritte nella palestra sotto casa, convinte del fatto che
"è così comoda che ci posso andare quando esco dall'ufficio, e poi posso frequentare i corsi anche il sabato e la domenica, visto che sono sempre aperti", con il risultato di
averci messo piede solo due volte: il giorno dell'iscrizione

e quello successivo, quando ancora credevamo al miracolo.

Io vi capisco: è difficile trovare la motivazione per correre convinte su un *tapis roulant* o per presentarsi vestite di tutto punto in una sala piena di specchi che rimandano all'infinito l'immagine del nostro corpo fuori forma. Se, poi, siete riuscite a superare tutto questo, il confronto con una compagna di allenamento dal fisico perfetto e vestita con l'abbigliamento "giusto" di solito sferra il colpo di grazia, facendovi vergognare della vostra tuta *vintage*, quella che avevate scelto dopo una lunga meditazione pensando che così non avreste fatto la figura della principiante.

Eccovi dunque qui, tutte diverse ma accomunate da una medesima necessità: quella di trovare il posto giusto per voi nel mondo del fitness.

Ho sempre pensato che nella vita esista una certa predisposizione ad attrarre quello che ci somiglia: le CATTIVELLE stanno bene con altre cattivelle, le SUPERFICIALONE si trovano a loro agio in tutte le situazioni in cui conta più l'apparenza che la sostanza, le ZIMPATICHE (alle quali io attribuisco immediatamente anche lo status di carine e intelligenti) sguazzano FELICIONE nelle acque cristalline del loro mondo gioioso. Di solito le antiallieve appartengono a quest'ultima categoria e, per quel che mi riguarda, ne alleno più di 5.000 senza che nessuna di loro abbia mai criticato l'altra vedendola in una foto postata su Instagram. Questo succede perché la prima regola di una vera antiallieva è quella di sostenere le altre antiallieve e di incoraggiarle per farle sentire parte di una comunità, la stessa che poi serve a costruire la rete di sostegno per i momenti difficili o per le tentazioni di abbandono.

Uno dei cardini della mia GINNASTICHINA è quello di fotografarsi prima di iniziare un ciclo di allenamento e farlo di nuovo dopo qualche settimana, per controllare visivamente l'impatto degli esercizi sul proprio fisico. Questo significa che ciascuna delle antiallieve può scegliere di postare sui social la sua immagine "mutandata" e anonima in attesa delle reazioni del gruppo. Ebbene, ogni volta sono sorpresa dai commenti positivi e dal fatto che tutte si incentivano a vicenda per darsi fiducia.

Tutto si svolge in piena libertà, sia da parte di chi si mette in gioco mostrando la propria fisicità migliorata grazie all'attività sportiva, sia da parte di chi esprime un'opinione; eppure il risultato è per me una continua sorpresa. Il segreto sta nel lato umano e nel rispetto della persona, che viene prima del concetto di rimodellare un corpo in base a un ideale.

Quello che insegno alle mie antiallieve è la consapevolezza di loro stesse e di quello che possono ottenere con l'allenamento, portandole a compiere un percorso lontano dai frustranti canoni estetici che la società ci impone, ma vicino a proficui parametri di benessere psicofisico, una condizione più difficile da raggiungere ma più facile da conservare nel tempo.

Un'altra importante regola di una vera antiallieva è quella di misurarsi con la realtà e non con i sogni o le promesse non mantenute. Se hai le **GAMBE CORTINE**, rassegnati, non diventerai mai una modella da passerella, però potrai allenarti per avere un bel **KIULO**. Non si tratta di accontentarsi, ma di puntare su quello che già esiste senza rincorrere quello che non si può avere. L'antiallieva non ambisce al fisico perfetto ma alla perfetta salute e alla cura del proprio corpo.

L'antiallieva non crede nei miracoli ma nella capacità della sua **ANTI PERSONAL TRAINER** di costruirle una sequenza di allenamenti su misura e nella propria costanza nell'eseguirli, nel modo e nel tempo preferiti e sempre con il sorriso sulle labbra. Ogni antiallieva sa che i risultati desiderati sono solo frutto di un mix ben combinato tra esercizi specifici praticati con costanza, una sana alimentazione, uno stile di vita che evita i grandi eccessi, pur tollerando le scappatelle, e, infine, una buona dose di divertimento con il giusto sottofondo musicale.

Uno dei vantaggi della ginnastichina è che è stata pensata per **NON GENERARE STRESS, NÉ NEL FISICO, NÉ NELLA MENTE** di chi la pratica. Tra le mie antiallieve ho avuto, e ho ancora, donne che hanno recuperato un trauma da eccessivo allenamento, altre che vogliono rimodellare il loro corpo dopo un lungo periodo di inattività, altre ancora che si allenano per riprendersi dopo una gravidanza o che, raggiunta la menopausa, hanno bisogno di ritrovare il peso corretto, oppure donne in sovrappeso che finalmente hanno deciso di farsi un regalo e di intraprendere un percorso di salute, prima di tutto.

A questo meraviglioso puzzle di volti, di corpi e di nomi, negli anni ho fatto acquistare fiducia, sorrisi e forma fisica e ho fatto perdere qualche chilo, ma soprattutto ho regalato loro così tante risate che credo abbiano avuto male alle mascelle (e questa è, davvero, l'unica articolazione del loro corpo che ha subìto un piccolo trauma)!

D'altronde, le antiallieve non hanno fretta di raggiungere la meta fissata perché sanno che il percorso è la parte più divertente. Si prendono il tempo necessario per fare al meglio quello che devono fare e per godere del risultato ottenuto.

Quando si allenano, le antiallieve non hanno un orario, né un luogo fisso, né un'abitudine reiterata troppo a lungo; amano cambiare sequenza, introdurre varianti e musica, alternare l'allenamento aerobico e quello anaerobico e, qualche volta, saltare del tutto l'allenamento e scegliere di bere un gin tonic in buona compagnia. Del resto, ci si allena anche alla vita, giusto?

Qualche tempo fa ho messo un appello sulla mia pagina Instagram chiedendo a tutte le antiallieve di creare un *hashtag* che parlasse di loro e del loro **ANTIALLENAMENTO**, e le risposte che mi hanno dato rendono meglio delle mie parole lo spirito e l'allegria del gruppo. Eccone alcune:

#PANZETTAFANCULINO, #FINALMENTEGINNASTICHINA, #ANTI ALLIEVAINSIDE, #NEVERMOREIPERAFFANNO!!, #FANCULINOCICCIA, #NONSIMOLLAUNCAXXEN, #GINNASTICHINAFOREVER, #TRAINING DOLCETRAINING, #LESSISMORE, #LESSFATMOREGINNASTICHINA, #INFORMINA, #GINNASTICHINACASINA.

Prima di voltare pagina vi voglio raccontare ancora un aneddoto che rende bene l'idea del concetto di **ANTI PERSONAL TRAINER** e rappresenta perfettamente quello di antiallieva. Qualche tempo fa, in una delle mie molte esperienze di lavoro in palestra, ero arrivata quasi alla fine di una lezione di Pilates e stavo mostrando l'esecuzione di un esercizio con aria molto seria. All'improvviso, con la coda dell'occhio, vedo un mio calzino scivolare fuori da una gamba dei miei pantaloni. Probabilmente era rimasto impigliato lì dalla sera precedente e, finalmente, aveva conquistato la sua libertà. Vi lascio immaginare l'espressione delle ragazze presenti in sala! Io, per smorzare l'imbarazzo generale, ho fatto loro un gran sorriso e ho concluso la lezione dicendo: "Ora sì che mi sento più leggera", mentre tenevo tra le mani il fetente indumento. Inutile dire che tutto si è concluso con grasse risate. Probabilmente, ancora oggi, negli spogliatoi di quella palestra, si ricorda il calzino solitario scivolato dai pantaloni della buffa istruttrice per volare in cerca di libertà. **SDRAMMATIZZARE** è la nostra parola d'ordine, **SORRIDERE** l'arma vincente.

Nelle pagine di questo libro voglio condividere con voi anche alcuni messaggi che mi arrivano dalle antiallieve via mail e attraverso i social. Li ho etichettati con l'*hashtag* **#STORIEDIANTIALLIEVE**. Si tratta di storie vere, che raccontano quella che io chiamo **TRASFORMESCION**, quel mutamento profondo che coinvolge non solo il fisico ma anche, e soprattutto, la mente, forte di una nuova consapevolezza di sé. Forse leggendole potreste scoprire che parlano un po' anche di voi, e allora vuol dire che sarete presto delle antiallieve, se già non lo siete. Comunque, per togliervi ogni dubbio, ho inserito anche un bel test al quale dovrete rispondere con assoluta sincerità. Io vi aspetto, e già un po' vi conosco… non state leggendo questo libro per caso. Ciao ciao antiallieva.

INDISCIPLINATA MA FELICE... FINALMENTE!

Ciao Fede,
avrei dovuto mandarti un report delle mie prime 6 settimane
di allenamento "Gambe e polpacci snelli", ma sono stata poco
disciplinata: non ho preso le misure e non mi sono fatta le foto!
Chiedo venia. Però ti mando un resoconto poco scientifico ma
molto di cuore di questo avvio di lavoro.
Sono approdata sulla tua pagina Instagram dopo 2 anni passati
a fare HIIT (High Intensity Interval Training, un *workout* alla
massima intensità): 10 chili persi e ossa distrutte, stanchezza
cronica e motivazione ai minimi termini. Ho provato il tuo circuito
quasi per sfida, ma oggi posso dirti che lo adoro!
La ritenzione idrica è calata drasticamente, le caviglie sono molto
più sgonfie e i dolori sono passati. Mi alleno tutti i giorni facendo
il circuito, oppure camminando per 13.000 passi, quindi sono
molto più attiva di prima e senza sentire la fatica. Per giunta, vista
la tipologia di allenamento, sono riuscita a coinvolgere anche
mio marito che adesso, dopo aver trascorso un brutto periodo,
ha ricominciato ad allenarsi; insieme riusciamo a fare molti dei
tuoi esercizi. Alla fine questo è diventato un momento solo per noi!
Insomma, tutto questo per dirti che sono super felice, che ho
ritrovato la motivazione e che sono ripartita, grazie alla ginnastichina
e ai tuoi consigli.

P.S. Dopo aver smesso di praticare l'HIIT, in una sola settimana ho
perso ben 4 chili, segno che si trattava di liquidi trattenuti dal corpo.
Questa cosa mi ha davvero sconvolto...

#INFORMACONFEDE #GINNASTICHINASTOCAZZEN #NOPAINOGAINFANCULINO
#TRASFORMESCION #GINNASTICHINACONAMMORE

TEST
SCOPRI L'ANTIALLIEVA CHE C'È IN TE

Prima di affrontare queste domande, preparati
una tisana, mettiti comoda in un luogo che favorisca
la tua concentrazione e poi comincia a rispondere
senza pensarci due volte. Mi raccomando,
sii istintiva come la tigre bianca della Siberia!

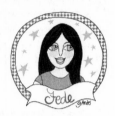

1 - HAI UN'ORA DI TEMPO A DISPOSIZIONE, COSA SCEGLI TRA:

A Allenamento di corsa nel parco.

B Un giro in centro città a fare shopping compulsivo (pensando che
ti saresti dovuta allenare).

C Una passeggiata nel verde, con qualche accenno di corsa e piccoli
esercizi di tonificazione. Tutto seguito da un tè con biscottini...

2 - QUAL È LA FORMULA CHE PREFERISCI PER I TUOI ALLENAMENTI QUOTIDIANI?

A Mi alleno con i video di
YouTube perché sono gratuiti
e adoro gli addominali
scolpiti dell'istruttrice. Forse
un giorno li avrò anch'io!

B Ho fatto 3 mesi di
abbonamento nella palestra
più WOW della mia città,
anche se non l'ho mai
frequentata... Prima o poi
comincerò.

C Vorrei trovare un
allenamento da fare a
casa, facile e soprattutto
divertente... Esiste?

3 - QUALE DI QUESTE DESCRIZIONI TI SOMIGLIA DI PIÙ?

A Vado in palestra tutti i giorni
perché è lì che mi sento bene
e mi alleno come si deve.

B Vado in palestra tutti i giorni
per fare il filo al barista.

C Mai stata in palestra, al pensiero
inizio a grattarmi come Lucy,
un *Australopithecus afarensis*
di oltre 3 milioni di anni fa.

4 - QUANTI ANNI HAI?

A Passo...

B Con filtro Instagram o senza?

C Il mio *hashtag* preferito è
#GNOCCANZAINSALUTE, l'età non
conta.

5 - COSA PENSI QUANDO TI GUARDI ALLO SPECCHIO?

A Alla perfezione non c'è limite. Voglio entrare in un paio di pantaloni taglia 38.

B Vorrei essere più tonica, ma sono troppo pigra per riuscirci!

C KIULO AL TOP senza soffrire.

6 - CHE RAPPORTO HAI CON LA BILANCIA?

A Mi prepara lei il caffè tutte le mattine e mi ricorda che non devo mangiare la brioche perché fa ingrassare.

B Mi fa tenerezza, con tutta quella polvere che c'è sopra!

C Mi pesa la nutrizionista una volta al mese, e io sono FELICIONA!

7 - QUANTO TEMPO PENSI CHE TI OCCORRA PER PERDERE 5 KG?

A Una mia amica li ha persi in 2 settimane facendo una super dieta detox, anche se ora la vedo molto stanca e nervosa.

B Non credo che li perderò mai anche se sarebbe bello riuscirci, non importa in quanto tempo.

C Dipende dall'età, dal grado di allenamento del corpo, dalla sinergia dieta/movimento e dalle caratteristiche genetiche. Insomma, ciascuno di noi ha i suoi tempi, ma quello che conta è il risultato.

8 - SCEGLI IL TUO COLORE PREFERITO:

A Che domanda del piffero... forse ho sbagliato test.

B Nero come il mio gatto.

C Rosa shocking, con qualche tocco di luce stellare.

9 - IL TUO PERSONAL TRAINER TI DICE CHE DEVI FARE ANCORA DUE *BURPEES* ALTRIMENTI SEI UNA "SCHIAPPAZZA", TU CHE FAI?

A Con i pettorali che si ritrova, accetto la sfida e gliene faccio altri cinque.

B Non so nemmeno cosa siano i *burpees*, però ho già il senso di colpa…

C Lo mando carinamente a CACARINO e gli propongo di andare a bere un gin tonic insieme.

10 - DOPO L'ALLENAMENTO SOLITAMENTE...

A Ho dolori ovunque, come se avessi camminato sui carboni ardenti. Però sono felice.

B Quale allenamento? Io di solito pratico il DIVANING, ma ho continui mal di schiena.

C Qualche dolorino lo sento, ma solo quando faccio un esercizio nuovo, altrimenti sono ZUPER energica!

RISULTATI DEL TEST: Scopri l'antiallieva che c'è in te

PREVALENZA A

La palestra è il tuo luogo del cuore e tu sei come Soldato Jane: determinata a ottenere il risultato che ti sei prefissata, a qualsiasi costo. Adori allenarti con la foga di Jane Fonda e la tenacia di Jennifer Beals e, forse, quando dormi sogni di vivere una storia d'amore con il tuo personal trainer. Insomma, non credo che potresti mai pronunciare la frase "odio la palestra!". Comunque, se un giorno volessi fare una passeggiata dall'altra parte della strada, potresti scoprire un mondo di divertimento.

PREVALENZA B

Sei una pigrona nata, fisicamente e mentalmente. Detesti fare fatica e non riesci a credere che con poco sacrificio e molta costanza si possano ottenere risultati sorprendenti. Eppure, senza che tu lo sappia, io vedo in te le caratteristiche di una futura antiallieva. Devi credere di più in te stessa e nella tua capacità di ottenere i risultati che desideri. Arrivata alla fine di questo libro avrai già compiuto la tua prima **TRASFORMESCION**.

PREVALENZA C

Ci conosciamo già, lo so. Tu sei un'antiallieva e credo che ti stia già allenando con la **GINNASTICHINA**. Se così non fosse, voglio darti una bella notizia: l'allenamento giusto per te esiste, eccome. La sua magica ricetta prevede: risate a volontà, ironia in buona misura, serietà quando basta, allenamento a basso impatto tutti i giorni e un pizzico di rosa per condire con gusto la favola della vita. A piacere, aggiungi musica, amiche con cui allenarsi e un **KIULO DA URLO**. Sarò felice di essere la tua anti personal trainer.

CAPITOLO 2

LA REGOLA DEL 3

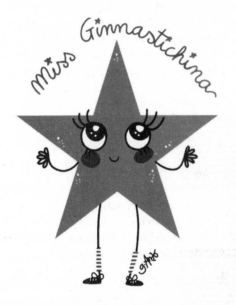

#NOPAINOGAINFANCULINO

Se dovessi spiegare in poche parole
la formula della ginnastichina potrei farlo
dicendo: *no pain but gain*, stravolgendo
così uno slogan molto in voga e spesso
usato dai personal trainer per riassumere
la filosofia del fitness.

C ominciamo dai fondamentali: non serve soffrire per allenarsi, serve, al contrario, divertirsi e continuare a praticare gli esercizi, perché la costanza è l'unica variabile che può farvi raggiungere l'obiettivo.

Dunque, fanculino al dolore (in inglese *pain*) e viva l'antiallenamento che ci fa raggiungere il *gain*, cioè l'obiettivo, attraverso **3 FASI** ben distinte, secondo quanto definito anche dalle linee guida dell'Organizzazione Mondiale della Sanità e senza rincorrere le mode.

Con la **GINNASTICHINA** vi troverete a fare una prima fase di riscaldamento di tipo cardiovascolare a basso impatto, una seconda fase di tonificazione con carichi medio-bassi o a corpo libero e un'ultima fase di stretching drenante. Quindi le tre componenti fondamentali sono queste:

1 - ANTIALLENAMENTO CARDIOVASCOLARE

2 - TONIFICAZIONE

3 - STRETCHING DRENANTE

Senza questa sequenza tripartita non vi state allenando nella maniera corretta; magari state scolpendo la vostra figura, oppure state allungando i muscoli, o bruciando i grassi, ma non fate un buon allenamento, inteso come pratica che vi mantiene in salute e con un fisico tonico ed elastico, per evitare traumi e contusioni.

1 - Ora entriamo nel merito della ginnastichina e vediamo cosa vuol dire allenarsi con il sorriso e divertendosi. Se vi dico di ballare per almeno 6 minuti di seguito sulle note delle vostre canzoni preferite, cosa pensate? Forse che sono matta, o che vi sto prendendo in giro. Invece vi sto chiedendo di fare un ottimo riscaldamento di tipo cardiovascolare senza annoiarvi e, qualche volta, senza che nemmeno ve ne rendiate conto. Naturalmente c'è anche chi corre, chi sceglie la camminata sportiva o altre attività di riscaldamento da fare in casa o all'aperto. Vanno tutte bene, a patto che non producano lesioni alle articolazioni, carichi eccessivi alla colonna vertebrale e dolori muscolari. Non esiste la formula corretta per allenarsi, esiste però quella giusta per le vostre esigenze.

Questa prima fase di riscaldamento serve a ossigenare l'organismo e a drenare i liquidi, deve darvi una bella sferzata di energia, ma senza produrre nausea o lasciarvi spossate nel dopo allenamento.

2 - Ora che siete "già caldi", come gridava Madonna dal palco di Torino nel 1987, potete passare agli esercizi di tonificazione: un lavoro a corpo libero o delle semplici sequenze da eseguire sul tappetino con l'ausilio di piccoli attrezzi, esercizi per tonificare l'addome, le cosce e i glutei e per rinforzare tutta la muscolatura e sostenere al meglio la colonna vertebrale. Bastano poche ripetizioni, variate per

SCEGLIETE L'ALLENAMENTO GIUSTO PER VOI

Ho sentito raccontare mille volte la storiella di persone che hanno passato la scheda degli esercizi studiata per loro da un personal trainer all'amica del cuore o alla vicina di casa. Ecco, non fatelo! **L'ALLENAMENTO È COME LA DIETA, FUNZIONA SOLO SE È STRUTTURATO PENSANDO ALLA CONDIZIONE DI PARTENZA DI CHI LO DEVE SEGUIRE.** Il nostro corpo, infatti, nasce e si sviluppa con caratteristiche che lo rendono più o meno adatto a compiere determinati esercizi. Inoltre, nel corso degli anni, può sviluppare patologie, posture errate o altre abitudini che lo rendono unico, nel bene e nel male.

Il lavoro corretto di un personal trainer è proprio quello di valutare attentamente il quadro fisico di un'allieva, mixarlo con le sue attitudini e aspettative e, solo successivamente, sviluppare per lei un programma di allenamento adatto a farle raggiungere gli obiettivi concordati. Se, per esempio, soffrite di problemi alla colonna vertebrale, il vostro allenatore dovrà evitare di caricarla di pesi eccessivi durante gli esercizi o di farvi trascorrere ore correndo, perché le sollecitazioni potrebbero aumentare il dolore e costringervi a posture innaturali. L'allenamento ideale tiene conto anche dell'età, perché con il passare del tempo, il corpo e la sua struttura muscolo-scheletrica vanno incontro a un naturale deterioramento. Quindi, prima si comincia a praticare un'attività fisica, migliore sarà la qualità della vita negli anni successivi.

Insomma, **PER SCEGLIERE GLI ESERCIZI GIUSTI È NECESSARIO L'AIUTO DI UN VERO PROFESSIONISTA** che possa modulare la tipologia, l'intensità e gli obiettivi dell'allenamento sulle vostre peculiari caratteristiche, per questo si chiama "personal trainer". A volte, però, non è semplice trovare quello giusto, perché alcuni di loro si dimenticano che l'allenamento va studiato esclusivamente sulla persona. E allora io, che in tutto questo ci credo davvero, preferisco dichiararmi un'**ANTI PERSONAL TRAINER.**

intensità e durata a seconda del vostro grado di allenamento, perché la mia filosofia non ammette muscoli gonfi o gambe dolenti, se non per il minimo previsto quando si parte da zero. NIENTE "PALLONI GONFIATI" CON LA GINNASTICHINA!

Giocherete un po' a imitare Jane Fonda, anche se alla fine sarete meno stanche e molto meno doloranti delle sue allieve. Ci limiteremo a prendere da lei il gusto per l'abbigliamento colorato e il sorriso stampato sulle labbra (e a sperare di arrivare alla sua età nella stessa forma fisica!).

3 - Per concludere, lo stretching drenante della fase finale dell'antiallenamento vi eviterà di incorrere in dolori e contusioni ai tendini e ai muscoli che sono stati a lungo contratti durante lo sforzo. Tutto chiaro fin qui?

Adesso passiamo alla parte che preferisco, ovvero ai fanculini che potete permettervi di dire ora che sapete di esservi allenate in maniera corretta e di aver eseguito una buona pratica per restare in forma.

- ✔ FANCULINO ALLA NOIA. La ginnastichina è colorata, mai ripetitiva e divertentissima.
- ✔ FANCULINO AL DOLORE. La ginnastichina rispetta il vostro fisico e la vostra reale possibilità di allenamento.
- ✔ FANCULINO AL CONFRONTO CON I MODELLI PRECOSTITUITI. La ginnastichina non fa paragoni, ma accetta tutte e vi aiuta a essere più toniche e più sane.
- ✔ FANCULINO ALLA PERFEZIONE. La ginnastichina trova il bello nelle imperfezioni che vi rendono uniche e inimitabili.

✔ **Fanculino alla pioggia.** La ginnastichina la potete fare comodamente a casa vostra.

✔ **Fanculino alla dieta.** La ginnastichina vi permette di concedervi qualche piccola gratificazione senza ingrassare.

✔ **Fanculino all'abbigliamento tecnico inutile e costoso.** La ginnastichina vi insegna che basta poco per fare un buon allenamento. A me, per esempio, piace vestire in modo colorato, e a voi? L'unica cosa cui dovete fare attenzione è la scelta della scarpa corretta.

✔ **Fanculino al senso di colpa.** La ginnastichina richiede costanza per raggiungere l'obiettivo che vi siete prefissate, ma se non avete il tempo per fare una sequenza completa potete diminuire il numero di esercizi, basta che non modifichiate la struttura del *workout* e che manteniate la tripartizione delle fasi di allenamento.

A questo punto penserete che con la ginnastichina si possa ottenere un miracolo: mantenersi in forma senza fare fatica e, magari, saltando pure qualche allenamento. È qui che vi sbagliate! Ho modulato la mia filosofia come anti personal trainer solo per prendere le distanze da un certo tipo di fitness che ricerca la perfezione del corpo attraverso il dolore, ma non ho mai detto che senza l'impegno e la costanza si possa ottenere un risultato apprezzabile.

Chi già mi segue sa che il mio lavoro si concretizza attraverso la produzione di video. Li realizzo per mostrare alle mie antiallieve tutti gli esercizi che devono svolgere e la modalità giusta per eseguirli. Di solito inserisco anche dei piccoli **"IN GUARDIA"**, per metterle al riparo dagli errori più comuni. I video sono poi inseriti in pacchetti di allenamento standard, come "Trilogy totalbody", "Snella e tonica con la palla", "Gambe e polpacci snelli", "Top al toop!", "Vitino da vespa" o "Tre per te". Mi piace giocare con le parole perché, come diceva anche la saggia Mary Poppins, "basta un poco di zucchero…". E allora, non serve inventare nomi respingenti o usare immagini volgari e, nemmeno, promettere la luna. Quello che mi interessa è che le mie antiallieve eseguano i miei esercizi con il sorriso e facendo sempre attenzione alla respirazione, e in questo modo diventano più belle e più forti. C'è chi si allena insieme al marito, chi con un'amica del cuore, chi preferisce farlo da sola, prendendosi i suoi tempi. E poi ci sono quelle con il pancione, oppure quelle che vogliono rimettersi in forma dopo una lunga pausa... **LA GINNASTICHINA** è per tutte, non conosce discriminazioni di nessun tipo.

Dopo che avrete fatto il primo passo per entrare in contatto con questo colorato mondo di **ZIMPATICHE ANTIALLIEVE**, potete anche decidere di allenarvi con una scheda personalizzata, costruita sulle vostre specifiche esigenze e sui vostri orari.

Non immaginate quante volte mi è stato chiesto di preparare un allenamento studiato per le ore serali, oppure per chi ha pochissimo tempo a disposizione. Quest'ultima richiesta mi diverte molto, perché mi stimola a proporre formule di training inaspettate, che sfruttano tempi morti come gli

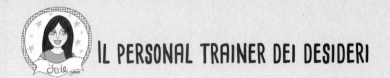

IL PERSONAL TRAINER DEI DESIDERI

Esiste un modo per capire se chi vi allena lo fa nel modo giusto oppure no?
Bene, proviamo a fare un gioco: per un momento immaginate che io sia
semplicemente una "VECCHIARDA" ZIA FEDE e che, grazie all'esperienza maturata
nel corso degli anni, possa darvi qualche buon consiglio per scegliere
un personal trainer alla vostra portata, senza alcun conflitto di interessi.
Chi mi conosce sa che sono "VERY" SPONTANEA e che voglio solo darvi qualche
strumento per analizzare meglio chi vi allena, che sia per una sola lezione,
o per molto tempo.

PERSONAL TRAINER TOP

✔ COME APPARE
Che sia uomo o donna, ha un aspetto sano e curato, ma non in maniera
estrema. Vi ispira professionalità, ma senza farvi provare invidia
nei confronti del suo fisico.

✔ COME SI PRESENTA
Vi saluta, vi ascolta e vi chiede quali attività sportive avete praticato nel
corso degli anni passati e quali eventuali problemi fisici avete. Nel caso di
patologie, oppure se vi rivolgete a lui/lei per il recupero di un trauma, lavora
in collaborazione con altre figure mediche per darvi il massimo supporto.

✔ COME VI ALLENA
Vi mostra gli esercizi che dovete fare e si assicura che li svolgiate nel modo
corretto, spiegandovi le ragioni per cui vi ha proposto quel determinato
workout. Non vi porta mai al limite estremo, ma, al contrario, rispetta il vostro
equilibrio psico-fisico. Vi lascia il tempo adeguato per il recupero tra un
esercizio e l'altro, assicurandosi che mentre li eseguite prestiate attenzione
alla corretta respirazione. Non sbraita, non vi tratta come se stesse allenando
Rocky Balboa, ma, anzi, vi sorride e vi rassicura del fatto che la prossima volta
riuscirete a fare ancora meglio.

✔ COME VI SENTITE DOPO L'ALLENAMENTO
Probabilmente sarete appagate e soddisfatte, avrete voglia di tornare
ad allenarvi e noterete fin da subito che il vostro corpo vi ringrazia per quello
che state facendo per lui. Respirate meglio, dormite meglio e fate meno
fatica a fare quelle piccole cose che prima vi sembravano uno sforzo.

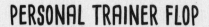

PERSONAL TRAINER FLOP

✗ COME APPARE

Se è un uomo sarà probabilmente super muscoloso, se è una donna
magrissima e molto tonica. I muscoli e la figura saranno curati fino
all'eccesso, scolpiti con un tipo di allenamento che porta a esaurire
il muscolo stesso (per crescere, infatti, il muscolo deve sollevare carichi
enormi, e lo stesso capita quando si lavora per ottenere una silhouette
asciutta). Dunque, diciamo che non c'è traccia dell'aspetto equilibrato
che dovrebbe trasmettere fin dalla prima occhiata, ma non fermiamoci
all'apparenza, diamogli una chance e passiamo alle parole…

✗ COME SI PRESENTA

Vi dice il suo nome e poi passa subito a chiedervi che cosa volete ottenere
dal vostro allenamento. Sarebbe stata utile una bella domanda sulla vostra
salute fisica e su eventuali traumi o interventi subiti, e invece vi parla
incessantemente delle molte persone che ha già allenato, ovviamente
tutte con grande successo.

✗ COME VI ALLENA

Fin da subito vi propone un allenamento durissimo, dicendovi che solo
in questo modo riuscirete a ottenere il vostro obiettivo estetico.
Gli esercizi vengono spiegati una sola volta, poi si passa immediatamente
all'esecuzione. A questo punto siete lodate e incitate a fare sempre di più,
sebbene siate già arrivate al limite. In alcuni casi, se avete a che fare con
un personal trainer di poca sensibilità, potreste finire la lezione sentendovi
delle schiappe.

✗ COME VI SENTITE DOPO L'ALLENAMENTO

Qui la casistica si scinde, a seconda del vostro grado di preparazione
atletica: se avete un fisico già allenato, in un primo momento vi sembrerà
di essere cariche come se aveste bevuto 5 caffè di fila, dopo qualche ora
assaporerete una sensazione di spossatezza, seguita, il giorno successivo,
da rigidità o dolori muscolari.
Se, al contrario, siete alle prime armi, vi sentirete esauste fin da subito,
con una generica sensazione di malessere sia durante sia dopo il *workout*.
I vostri muscoli resteranno doloranti per alcuni giorni.

spostamenti tra casa e lavoro, oppure momenti obbligati come quello delle pulizie di casa, per inserire qualche sequenza di allenamento.

La ginnastichina è creativa, non vi chiede cosa potete fare per lei, ma vi "obbliga" subdolamente a fare qualcosa per voi stesse, dimostrandosi così malleabile che non saprete resisterle. Alla fine le sarete molto grate: vi sentirete bene e vi sembrerà di aver fatto davvero molta meno fatica di quanto immaginavate all'inizio.

Se siete arrivate fin qui, vi starete chiedendo qual è la formula magica che rende tutto così semplice ed efficace. Nessuna magia, soltanto un'attenta osservazione della realtà, che mi ha portato a studiare un metodo facile da eseguire, divertente e mai ripetitivo, includente, coinvolgente ma efficace, e con serie basi scientifiche, come dimostrano anche le parole di molti esperti che ho coinvolto e che hanno scritto gli approfondimenti di carattere medico-scientifico che trovate in questo libro con l'etichetta **#PAROLADIESPERTO**.

Alla mia ginnastichina ho anche voluto dare un'immagine, che è quella che avete trovato all'inizio di questo capitolo: una stellina un po' birichina, sorridente e con le calze a righe come Pippi Calzelunghe. Voglio che sia per tutte voi **UN'AMICA CHE VI SOSTIENE QUANDO VI SEMBRA CHE LA GIORNATA ABBIA PRESO UNA PIEGA STORTA, OPPURE QUANDO VI SENTITE "FUORI GIRI" RISPETTO ALLA ROTAZIONE DELLA TERRA.**

Tranquille, succede a tutte. Ed è tutto sotto controllo.

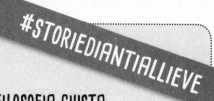

 ## Basta trovare la filosofia giusta

Ciao Fede,
ho conosciuto la tua ginnastichina un po' per caso, mentre girovagavo in rete curiosando tra le storie di varie Instagrammer che seguo. Più volte mi è capitato di notare il tuo account taggato nelle loro storie, e così un giorno ho deciso di provare a cercarti. Ho dato un'occhiata alla tua pagina e mi sei stata fin da subito simpatica, così ho cominciato a seguirti, anche perché la tua filosofia coincideva con quello che stavo cercando da qualche tempo.

Mi alleno in casa dal 2014, quando ho cominciato a usare una famosa "guida per stambecchi saltellanti". Da quel momento in poi ho sempre cercato di allenarmi con lo stesso stile: salti in tutte le salse e ritmo molto veloce. HIIT e Tabata erano la mia quotidianità, così come tutte le tipologie di *workout* dinamico e stancante. Mi allenavo anche 5-6 volte a settimana e, poiché amo molto anche la corsa, nei mesi estivi aggiungevo altri 2-3 allenamenti correndo per almeno 30 minuti, fino a un massimo di 1 ora.

Negli anni ho cambiato spesso esercizi, perché non riuscivo a proseguire a lungo con formule così toste, inoltre mi annoiavo e cercavo altro, però mantenevo costante il tipo di allenamento, sempre ad alto impatto. Poi, improvvisamente, l'estate scorsa mi sono detta: per quale motivo l'allenamento fisico deve essere difficile da organizzare e tanto impegnativo quanto un secondo lavoro? Forse non sto facendo la cosa giusta? No, infatti, ho capito che non lo era. Ora mi alleno con la ginnastichina, al mattino schizzo fuori dal letto perché ho voglia di cominciare i miei esercizi e sento i benefici a tutti i livelli! Quando si dice trasformescion…

#GINNASTICHINA #ANTIALLIEVAINSIDE #FITNESSLIFE #TRASFORMESCION

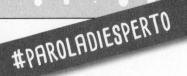
GINNASTICHINA E PSICOLOGIA
ECCO PERCHÉ È IMPORTANTE FARE MOVIMENTI LENTI E PENSATI
di dott.ssa Silvia Pasqualini - *ilCorpoelaMente*
Psicoterapeuta Analisi Bioenergetica

Cosa c'entra la psicologia con la ginnastichina di *Informaconfede*?
E PERCHÉ LA GINNASTICHINA FA BENE ALLA PSICHE?
Sono una psicoterapeuta specializzata in Analisi bioenergetica e quando
ho scoperto Federica e la sua ginnastichina mi sono sentita subito a casa,
perché finalmente ho trovato una trainer che dice cose molto sensate
in riferimento ai movimenti corporei e all'allenamento fisico.

Tra i suoi suggerimenti più corretti ed efficaci vanno sicuramente citati:
✔ non scimmiottare i video;
✔ impara gli esercizi e memorizzali per poterli ripetere
   in modo attivo e consapevole;
✔ allenati ascoltando il movimento del tuo corpo.

Quando affermo che LA GINNASTICHINA È "PSICOLOGICAMENTE SOSTENIBILE"
è perché, come tutti sanno, un corpo che si muove produce energia. Se
leghiamo questo semplice concetto a uno dei principi base della psico-
somatica (cioè il fondamento dell'unità mente-corpo, per cui tutto ciò
che accade nel corpo accade nella mente e viceversa), arriviamo alla
conclusione che OGNI MOVIMENTO CORPOREO È ANCHE UN MOVIMENTO PSICOLOGI-
CO. Ogni energia corporea è anche energia mentale, e il modo in cui ci
muoviamo è importante sia per il corpo sia per la mente.
Per questo il nostro metodo di allenamento non può essere casuale,
vago, frettoloso o, peggio ancora, basato sullo scimmiottamento di
un'immagine che non ci appartiene.
Alexander Lowen, medico americano e fondatore dell'Analisi bioenergetica, amava ripetere questa frase ai suoi pazienti, quando suggeriva
loro degli esercizi corporei: "Lentamente. Lungamente. Profondamente.
Fate così i vostri esercizi". Oggi Federica dice alle sue antiallieve di COM-
PIERE MOVIMENTI "LENTI E PENSATI", quindi tutto torna!
Gli esercizi, infatti, per dimostrarsi davvero utili, devono essere "senti-
ti", lenti, consapevoli. I movimenti vanno eseguiti in maniera "presen-

te" e non ripetuti in modo meccanico, forzato o svogliato. Ecco, allora, che **LA GINNASTICHINA** è perfetta per rispettare queste indicazioni sia fisiche sia psicologiche, perché **FAVORISCE IL RADICAMENTO DELLA PERSONA, IL** *GROUNDING*, **IL MOVIMENTO CONSAPEVOLE E LA CENTRATURA.**

Se memorizziamo e impariamo la sequenza di un allenamento, possiamo eseguirla senza porci davanti al computer o alla TV e **ANZICHÉ ALLENARCI GUARDANDO "FUORI DA NOI" POSSIAMO FARLO "STANDO IN NOI":** sentiremo la contrazione dei muscoli, l'equilibrio corporeo, se/quanto/come respiriamo e potremo anche percepire il nostro livello di energia che si alza. Oppure, al contrario, avvertiremo la sensazione di stanchezza, la mancanza di fiato o la spossatezza e potremo dosare l'intensità dei movimenti per avere maggiore continuità.

1 - IL PRIMO VANTAGGIO DELLA GINNASTICHINA "PENSATA" È CHE CI AIUTA A RIMANERE CONSAPEVOLI e centrati per tutta la durata dell'allenamento, senza portarci mai all'eccesso, quindi riducendo la possibilità di farci sentire deboli, stanchi o stremati fisicamente e psicologicamente nel post-allenamento. Ci alleniamo per noi stessi, non contro di noi. E questo aiuta a farci sentire forti, fisicamente e psicologicamente.

2 - IL SECONDO VANTAGGIO È PER IL METABOLISMO: se ci si allena restando in contatto con le proprie sensazioni fisiche, come insegna il *Chi-Running*, la pratica che unisce la corsa con alcuni principi del Tai Chi, si aumenta la produzione di energia e il metabolismo, più che allenandosi pensando alle cose da fare, al lavoro o alla lista della spesa. Essere presenti durante l'allenamento, o per meglio dire essere *"mindful"*, significa ricavare maggiori benefici fisiologici e… psicologici.

3 - IL TERZO VANTAGGIO È CHE POTENZIAMO LA NOSTRA PROPRIOCEZIONE (la percezione che abbiamo del nostro corpo, *ndr*) e stabiliamo un legame mente-corpo che ci rende più consapevoli. Che, tradotto, significa: potenziamo il nostro canale di ascolto interno che ci serve non solo per lo sport, ma anche in tutti gli altri contesti personali e professionali!

Quindi sì, **ANTIALLENIAMOCI INTERIORIZZANDO E SENTENDO L'ALLENAMENTO,** così che il nostro corpo e la nostra mente ne avranno maggiori benefici. E… divertiamoci!

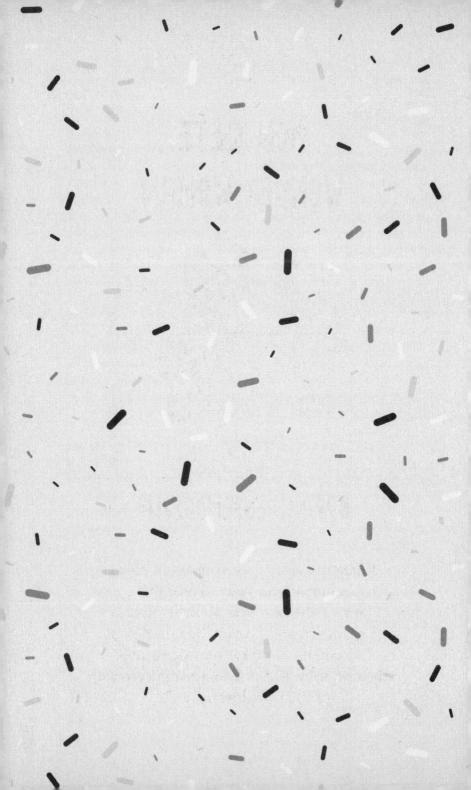

CAPITOLO 3

NON SIETE WONDER WOMAN

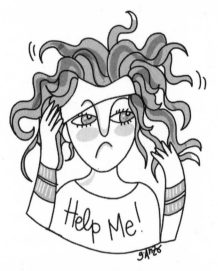

#PRINCIPESSEMODERNE

Ripetete queste frasi come un mantra
almeno una volta al giorno:
"Sono forte ogni giorno nelle piccole
e grandi cose della vita. Se non riesco
a fare un esercizio non significa
che non sono brava. Devo semplicemente
cambiare allenamento".

O re 6.30, suona la sveglia. Comincia una nuova giornata e voi siete già pronte a schizzare fuori dal letto. Colazione, doccia e tappa successiva davanti all'armadio: perdete qualche minuto nell'inutile ricerca di un look che possa soddisfare femminilità e comodità, due parametri spesso inconciliabili. Vi siete svegliate pensando di essere come Carrie Bradshaw in *Sex and the City* e dopo meno di un'ora vi sentite già Bridget Jones, pazienza. Dedicate il primo fanculino della giornata ai modelli precostituiti e poi via, si parte. "Chi non ha tempo ha gambe" recita un vecchio proverbio. L'avrà inventato sicuramente una donna: i figli da portare a scuola, la giustificazione per la gita che non avete firmato, le istruzioni alla nonna o alla baby-sitter che li dovrà recuperare alla fine delle lezioni, ma anche il cane da portare a fare pipì, l'amica in crisi sentimentale che aspetta la vostra chiamata mattutina, e poi la lista immaginaria della spesa. Manca il latte, ne siete certe. Segnate mentalmente che dovete comprarlo.

Ecco, apro una parentesi: **LA VITA DELLE DONNE È FATTA DI LISTE IMMAGINARIE,** quegli infiniti elenchi che tutte ripetiamo senza sosta nella nostra testa e che mescolano necessità e desiderio, obbligandoci forzatamente a diventare campionesse di mediazione e, allo stesso tempo, inguaribili sognatrici. Ognuna di noi ne compila quotidianamente almeno 3: la prima è quella degli obblighi, le incombenze da sbrigare senza possibilità di scampo; la seconda è quella delle necessità; la terza, solitamente più corta, contiene i desideri, o almeno le cose che sarebbe arrivato il momento di mettere in cantiere. Quei buoni propositi che facciamo all'inizio di ogni nuovo anno e che lasciamo sedimentare fino alla fine di aprile, per poi sostituirli con altrettanti buoni propositi per le vacanze e poi, di nuovo, con quelli per il ritorno al lavoro. E così, invariabilmente, ogni anno si arriva a Natale, si chiude il cerchio e si ricomincia da capo. La terza lista, come al solito, arriva intonsa al giro di boa, con il solo effetto di trasformarsi da progetto in senso di colpa.

Ma torniamo a voi, non avete tempo da perdere, quindi procedete spedite nella giornata gloriosa che vi attende. Mentre andate al lavoro ne approfittate per fissare qualche appuntamento telefonico e date il buongiorno virtuale a vostra mamma. Passate accanto al supermercato, visualizzate mentalmente la bottiglia del latte che non dovete scordarvi di comprare e proseguite, provando una punta di invidia per chi, alle 8 del mattino, vi sfreccia accanto in tenuta sportiva, ricordandovi che anche questa mattina non siete riuscite a trovare il tempo di allenarvi.

#VOLEREÈPOTERE, lo sapete, ve lo ripetono fin da quando eravate bambine, ma il lavoro è cambiato per tutti, e noi donne siamo abituate a essere multitasking, quindi ci adattiamo per prime ai mutamenti di scenario... o almeno così crediamo! Iperconnessione, telelavoro, part-time orizzontale o verticale, esistono decine di termini per indicare una flessibilità che dovrebbe renderci tutte più libere di organizzare il nostro tempo e, invece, finiamo per ritrovarci ogni giorno sommerse di cose da fare. Sogniamo una vita da "Barbie reginetta del ballo" e, invece, finiamo per trasformarci in Cenerentola 2.0.

Nel frattempo, sono le 11 e voi iniziate a farvi solleticare dall'idea che in pausa pranzo, magari, potreste andare in palestra, ma siete già affamate e poi, nella fretta, vi siete scordate a casa la borsa con il cambio. Nemmeno il tempo di compiangervi per la vostra negligenza e arriva una telefonata improvvisa, un piccolo problema da risolvere, e tutto passa in secondo piano. "Magari in palestra ci vado stasera", pensate, "faccio una lezione veloce prima di passare al supermercato a fare la spesa. D'altronde, basta mezz'ora per far ritrovare al corpo elasticità e tonicità, l'importante è essere costanti".

Così è passata anche l'ora di pranzo, vi ributtate "A PALETTA" nel lavoro e, di colpo, si materializza di nuovo davanti ai vostri occhi la lista delle cose da fare. Il latte, non dovete dimenticarvi del latte!

MA COME FA A FAR TUTTO? Si domandavano le amiche di Kate Reddy, la trentacinquenne mamma in carriera protagonista dell'omonimo libro di Allison Pearson, che poi è diventato un film interpretato da Sarah Jessica Parker. Immagino che la stessa domanda ve la siate posta anche voi un milione di volte, soprattutto nei momenti in cui sentite che **NON GLIELA FATE**. E adesso, magari, pensate che io vi possa aiutare a trovare una risposta, almeno per la parte relativa al vostro allenamento.

Non è così, mi spiace. Piuttosto, posso confessarvi di essermi posta la domanda esattamente come voi, e di aver trovato una risposta valida, sebbene non risolutiva: **IL SEGRETO È SMETTERLA DI VOLER FARE TUTTO**. Lo so che anche voi, come me, cercate di dare sempre il massimo in quello che fate. Se poi avete un lavoro che vi piace molto, come nel mio caso, finirete per sentirlo un po' come una vostra creatura. Ma è fondamentale imparare a scegliere tra priorità, eccezionalità e cose che possono aspettare. Date un valore a quello che **DOVETE** fare e uno a quello che **VOLETE** fare, e poi date un valore a voi stesse, ma non scegliete un numero vicino allo zero, optate piuttosto per un bel **10 E LODE**, visto che tutto il vostro piccolo mondo funziona solo se funzionate anche voi.

Datemi retta: **AMATEVI DI PIÙ!** Ricordatevi che siete preziose, e per questo dovete imparare a volervi bene e a trovare del tempo per voi stesse, assecondando il vostro ritmo interiore. Trovate il coraggio di delegare, sia in famiglia sia al lavoro, non abbiate paura di rallentare, ogni tanto, e imparate a lasciar correre quando vi rendete conto che non arriverete in tempo per qualcosa. Ma, soprattutto, smettetela di confrontarvi con modelli che non vi rappresentano.

NON SIETE WONDER WOMAN, E NEANCHE DELLE SUPERGIRLS, che tradotto significa che non vi servono a tutti i costi dei super poteri perché siete già il meglio che possa esserci, soprattutto se questo meglio imparerete a mantenerlo in forma con un po' di **GINNASTICHINA**.

Trovate il tempo per fare qualcosa per voi stesse, e fatelo non per senso di colpa, ma per gioia di vivere. Ogni allenamento, piccolo o grande che sia, è una buona pratica per lo spirito oltre che un esercizio per il corpo. Il resto, vedrete, verrà da sé (anche il **KIULO DA URLO**, sì!).

P.S. Lo so, siete arrivate alla fine della giornata e avete dimenticato di comprare il latte! Non è grave, però la prossima volta potete risolvere la cosa chiedendo alla vostra dolce metà di passare dal supermercato a comprarlo, prima di rientrare a casa.

NEOMAMMA E ANTIALLIEVA

 #STORIEDIANTIALLIEVE

Ciao Fede,
ti seguo su Instagram da quando, circa un anno fa, un'amica mi ha parlato per la prima volta di te e della tua filosofia di fitness. All'epoca avevo partorito da poco (la mia bimba oggi ha 18 mesi) e sognavo il momento in cui sarei riuscita a indossare ancora tutti i vestiti che adoravo e che guardavo ogni giorno quando aprivo l'armadio in cerca di una felpa oversize e un paio di jeans.

L'idea di iniziare un programma di allenamento in quei giorni mi sembrava un sogno irraggiungibile, tra poppate, nanna, pannolini e i tanti impegni quotidiani, che purtroppo non svaniscono quando partorisci ma si sommano al tempo che un neonato richiede ogni giorno. Insomma, non osavo nemmeno pensare di riuscire a ritagliare dello spazio per me in mezzo a giornate così affollate di cose da fare, ma guardavo con invidia le altre donne che incontravo la mattina in tenuta da corsa.

Poi ho scoperto che i limiti che a volte ci imponiamo non sono reali ma vivono solo nella nostra testa... e così, dopo qualche mese passato a farmi solleticare dall'idea di diventare anche io un'antiallieva, ho preso coraggio e ho fatto il grande salto!

Oggi grazie al tuo antiallenamento personalizzato faccio quello che credevo impossibile: mi alleno in compagnia della mia piccolina. Ci vogliono pazienza e la capacità di gestire qualche interruzione, ma con il tempo sta diventando un nuovo gioco, un momento bello e importante da vivere insieme. Grazie a te!

#NEOMAMMA #HOMEFITNESS #FAMILYWORKOUT #NOLIMITS
#INFORMACONFEDE

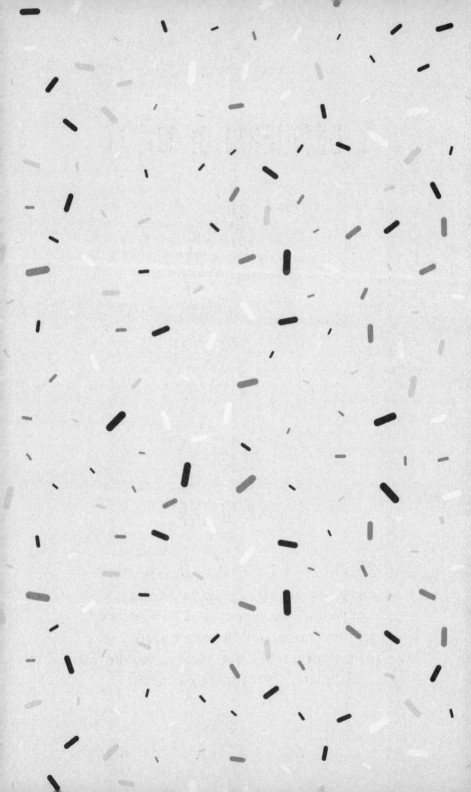

CAPITOLO 4

IL DESIDERIO DI TUTTE

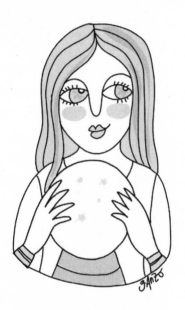

#WORKOUTGIRL

Ogni mattina vi guardate allo specchio
e sognate di avere le "gambe da urlo"
di Gwyneth Paltrow e il "kiulo di marmo"
di Jennifer Lopez? Forse siete cadute anche
voi nella trappolona dei modelli di riferimento
sbagliati. Ma a tutto c'è rimedio.

Viviamo circondate da immagini di donne senza età, campionesse di bellezza, efficienza e meraviglia da far girare la testa non solo agli uomini ma anche alle donne. I primi la girano con compiacimento, le seconde con un misto di invidia e incredulità. Ma sarà davvero il modello giusto a cui ispirarsi? Saremo davvero tutte destinate a rimanere giovani e toniche in eterno, senza ascoltare il nostro corpo e fregandocene di quel famoso orologio biologico che ci permette di evolvere parallelamente al calendario? Secondo me no.

Sono convinta che la società in cui viviamo abbia prodotto modelli distorti e li stia promuovendo per scopi che non hanno nulla a che vedere con la salute e la bellezza delle persone. Sono altrettanto convinta che la diffusione di questi modelli abbia creato, soprattutto nelle donne, ma non solo, un ideale di benessere fisico che non corrisponde in alcun modo al dato di partenza, ovvero al fatto che siamo esseri umani: bellezza e imperfezione convivono in noi, con buona pace del tempo che passa.

Chi più, chi meno, siamo cadute un po' tutte in questa TRAPPOLONA, ma non dobbiamo sentirci del tutto colpevoli, visto che siamo bombardate da messaggi pubblicitari che inneggiano alla perfezione. Basta accendere la TV o sfogliare una rivista per rendersi conto che la bellezza esteriore è una qualità assolutamente sopravvalutata, tanto da offuscare completamente **LA ZIMPATIA E L'INTELLIGENZA**, due doti ben più utili nella quotidianità della vita. Facciamo un gioco: se poteste cambiare qualcosa di voi, che cosa scegliereste? Ecco le risposte più comuni che ho raccolto nel corso degli anni: "vorrei cancellare l'orrenda cellulite", "vorrei avere il **KIULO DI MARMO** di Jennifer Lopez", "vorrei avere delle **GAMBE DA URLO** come quelle di Gwyneth Paltrow, toniche, slanciate e snelle", "vorrei una schiena dritta e perfetta". In una frase, vorreste tutte il corpo di una modella ventenne.

Sento già il coro delle vostre voci alzarsi con prepotenza per invocare la realizzazione del miracolo, ma avete mai riflettuto su una semplice questione: se tutte state chiedendo più o meno la stessa cosa – e posso aggiungere alla vostra voce anche la mia – significa che condividiamo tutte lo stesso problema. Quindi, non è vero che le altre sono meglio di noi, magari hanno fatto qualche esercizietto in più per migliorare il proprio fisico, o hanno usato un filtro su Instagram per apparire più belle nelle foto, oppure, nei casi più estremi, si sono rivolte a un chirurgo plastico, ma **ABBIAMO TUTTE GLI STESSI DIFETTUCCI.**

Per gli **ESERCIZIETTI MIGLIORATIVI** posso aiutarvi io, dandovi qualche spiegazione e molti consigli pratici. Per i filtri

Instagram e, soprattutto, per il chirurgo plastico, invece, vi lascio piena libertà di scelta, anche se la mia filosofia recita **#NATURALSTYLE**.

Ogni corpo è bello semplicemente perché racchiude in sé la vita, le emozioni e l'anima di ciascuno. La questione estetica è solo un fatto soggettivo, ciò che attrae veramente gli altri verso di noi è il carisma che sappiamo sprigionare, e quello, vi assicuro, non ve lo regalerà nessun chirurgo, dovete trovarlo dentro di voi. Certo, bisogna tenere a mente che, dal punto di vista della salute, gli estremismi possono essere le sentinelle di altri disturbi da non sottovalutare: sia l'eccessiva magrezza sia una situazione di sovrappeso importante, con il passare del tempo, possono creare squilibri nell'organismo, fino a portare allo sviluppo di patologie anche gravi.

Con i piccoli difetti estetici, invece, bisogna imparare a convivere, e dobbiamo farlo in pace. Quindi, cominciamo a chiarire alcuni principi fondamentali in relazione alla nostra forma fisica:

- ✔ **NON ESISTE IL DIMAGRIMENTO LOCALIZZATO**, esiste la tonificazione localizzata.
- ✔ **L'ATTIVITÀ FISICA, DA SOLA, NON FA DIMAGRIRE.** Certamente aiuta a migliorare la qualità della vita, a bruciare più calorie e a mantenerci forti sia nel corpo sia nella mente.
- ✔ **LA PERDITA DI GRASSO DIPENDE DA UNA COMBINAZIONE DI DIVERSI FATTORI**: alimentazione corretta, costanza nel seguire le

regole, fattori genetici, abitudine alla pratica sportiva, età, livello di regresso sportivo.

Per quanto mi riguarda, spesso ho avuto modo di notare che la componente fondamentale per ottenere buoni risultati con l'attività fisica è la **PASSIONE**.

Le antiallieve che si sono avvicinate con entusiasmo alla ginnastichina, e che con il tempo hanno sviluppato una loro routine costante (allenandosi 3-4 volte a settimana), nell'arco di qualche mese hanno raggiunto risultati molto soddisfacenti, ovviamente nel rispetto delle caratteristiche personali del loro corpo.

Quindi, proviamo a vedere insieme, uno per uno, i problemi che ci accomunano un po' tutte, quelli di cui ci lamentiamo con le amiche, quelli che ci bussano alla porta in periodi particolari della vita, come dopo una gravidanza o all'insorgere della menopausa; oppure gli inestetismi che vorremmo eliminare ogni anno quando sentiamo avvicinarsi con terrore il momento della prova costume. Vi voglio raccontare quali esercizi e quali "buone pratiche" possono aiutarvi a contrastarli, però voi dovete cominciare fin da subito la vostra routine quotidiana, sapendo che dovrete rassegnarvi a convivere con qualcuno di loro, quindi, meglio accettarli con il **SORRISONE** e pensare che persino la mitica Gwyneth Paltrow ha i suoi **DIFETTUCCI**. Solo che non li confessa mai, nemmeno alle amiche!!!

Abbasso la cellulitina (e anche la ritenzione idrica)

La pestifera cellulite si manifesta, più o meno intensamente, nella grande maggioranza delle donne dalla pubertà in poi. Possiamo dire che è davvero molto democratica! Infatti, si tratta di un processo fisiologico che caratterizza il mondo femminile nella quasi totalità dei casi. Noi donne siamo destinate a generare la vita, e per questo il nostro corpo è programmato per trattenere le riserve di grasso dall'ombelico in giù.

La nostra CELLULITINA si manifesta, dunque, a causa di uno sbilanciamento del tessuto adiposo, nel momento in cui le cellule di grasso si gonfiano fino ad andare a premere sul microcircolo, dando origine al fenomeno della ritenzione idrica e, di conseguenza, al formarsi della cellulite, che può essere suddivisa in 3 diversi stadi, a seconda di come si presenta l'inestetismo:

✔ Primo stadio: cellulitina edematosa

Si caratterizza per la stasi di liquidi sulle cosce, sui fianchi e sui glutei. L'effetto antiestetico è quello delle gambe gonfie, mentre la cellulite si vede solo se si comprime la zona interessata.

✔ Secondo stadio: cellulitina fibrosa

Nota anche come "pelle a buccia d'arancia", sebbene in questo caso il frutto non abbia proprietà vitaminizzanti! Si riconosce facilmente perché cominciano a insorgere i caratteristici "buchetti" e la pelle appare meno elastica come conseguenza dell'ingrandimento e dell'indurimento delle cellule adipose.

✔ **Terzo stadio: cellulitina sclerotica**

I noduli che si erano ingranditi, arrivati a questo stadio diventano dolenti alla palpazione. I "buchetti" si presentano più numerosi e più marcati.

La formazione della cellulite ha ispirato una trattazione così vasta e variegata che possiamo elencare almeno 10 fattori diversi con i quali prendercela e verso i quali dirigere un bel **FANCULINO**. Tra questi, possiamo annoverare senz'altro i fattori genetici, quelli ormonali, i problemi nella circolazione venosa, le posizioni sbagliate, i jeans troppo stretti e i tacchi troppo alti.

Ad aggravare una naturale predisposizione contribuisce anche il nostro stile di vita, per cui sedentarietà e alimentazione sbilanciata giocano un ruolo fondamentale nella partita, a favore della comparsa e dell'affermazione di questo odiato inestetismo. La stessa cosa può dirsi per un approccio sbagliato al fitness, improntato su un dimagrimento rapido e veloce, che non prevede esercizi mirati a mantenere forti e tonici i muscoli.

Per contrastare l'insorgere, o il peggiorare, di questo democraticissimo fenomeno, il mio consiglio è quello di praticare un'attività cardiovascolare aerobica a basso impatto, unita a esercizi di tonificazione mirati, con poco carico

NOTIZIA SHOCK!

Se fino a oggi vi hanno inculcato l'idea del **#NOPAINNOGAIN**, obbligandovi a spingere sempre al massimo il vostro fisico, sappiate che **PER LIMITARE L'INSORGERE DELLA CELLULITE NON DOVRESTE MAI FARE ALLENAMENTI BREVI E INTENSI SENZA PAUSE**. Infatti, un eccessivo consumo di ossigeno da parte dei tessuti può creare più danni che benefici. Meglio scegliere sport che stimolino la circolazione, ossigenando le cellule e mantenendo una frequenza cardiaca bassa.

Evitate lo spinning e la bicicletta a elevata intensità, soprattutto se protratti per tempi lunghi: questi allenamenti costringono il fisico in una posizione che comprime i vasi linfatici e sanguigni. Una bella camminata veloce, magari all'aria aperta e in compagnia della vostra musica preferita, vi farà ottenere risultati nettamente migliori.

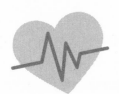

Per chi di norma usa la cyclette, è importante sapere che un allenamento quotidiano di un'ora darà risultati meno apprezzabili, in termini estetici, di un **WORKOUT MISTO**, che unisca esercizietti cardiovascolari a corpo libero, una fase di tonificazione leggera (esercizi con poco carico aggiunto e un numero medio di ripetizioni) e una fase finale di riposo con le gambe sollevate!

Ricordate, infine, che l'allenamento ad alto impatto ha delle forti ripercussioni anche sui vostri piedi, che trasmetteranno lo stress accumulato ai **"POVERI" CAPILLARI**, soprattutto se non indossate scarpe adeguate al tipo di allenamento che state praticando. Inoltre, questo tipo di *workout* può produrre una respirazione affannosa, causando una condizione di deficit di ossigeno. Tutti questi fattori saranno una pacchia per la ritenzione idrica e la formazione di cellulite. Quindi, **OSSIGENATE SEMPRE BENE I VOSTRI TESSUTI E LORO VI RINGRAZIERANNO** e saranno **FELICIONI IN ETERNO!**

Qualche consiglietto per un tessuto sottocutaneo felicione

✗ No al carico eccessivo sugli arti inferiori.
Evitate gli esercizi che prevedono forti esplosioni di energia, come gli squat con salto.

✗ No alla corsa ogni giorno. Soprattutto se non avete un buon appoggio plantare, se non usate scarpe adeguate, che sostengano il vostro piede ammortizzando bene l'appoggio, se avete molti chili da perdere e se non fate il giusto stretching (che deve essere di almeno 10 minuti) al termine della corsa. Se non avete nessuno di questi problemi, potete godervi una piacevole corsetta, ma senza esagerare e, soprattutto, rispettando le buone regole per un allenamento corretto.

✗ No allo stretching statico all'inizio di un allenamento,
perché stressa i legamenti ancora "freddi".

✔ Iniziate ogni allenamento riscaldandovi bene
con attività a basso impatto.

✔ Fate stretching alla fine di ogni allenamento, dopo la fase di tonificazione, senza esasperare i movimenti e senza "molleggiare" mai durante le posizioni. Se, invece, vi allenate solo con un'attività cardiovascolare, come la corsa, concludete comunque l'allenamento con un po' di stretching.

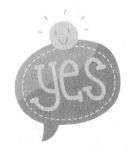

✔ Nella fase di tonificazione, **eseguite poche ripetizioni di carico per ciascun settore muscolare**, riposandovi tra un esercizio e l'altro e diversificando gli esercizi in modo da stimolare in maniera diversa la muscolatura.

aggiunto e un numero limitato di ripetizioni, per migliorare il microcircolo e ossigenare i tessuti, diminuendone l'eventuale infiammazione.

Di larga diffusione, al pari della cellulite, è **LA RITENZIONE IDRICA, CUGINA MENO ANTIPATICA DELLA PRIMA, MA ALTRETTANTO FASTIDIOSA**. A volte possono sembrare sorelle, ma in verità la ritenzione idrica è solo un aumento dei liquidi tra una cellula e l'altra e, come tale, può colpire anche i nostri amici maschietti, con gran gioia di tutte noi! I rimedi per contrastarla, o addirittura per evitarla, sono gli stessi che vi ho consigliato contro l'insorgere della cellulite.

BYE BYE ALI DI PIPISTRELLO

Chissà chi li inventa i nomi curiosi che diamo ogni giorno ai nostri piccoli difetti? Ali di pipistrello (per le "tendine" che si formano tra il gomito e l'ascella), *culotte de cheval* (per gli antiestetici sacchettini di grasso che si depositano nella zona del kiulo), codice a barre (per le piccole rughette sopra le labbra). Potrei continuare, ma so che sto usando un vocabolario già comune a tutte…

Invece, quando i nostri cari amichetti maschi ingrassano parliamo di "maniglie dell'amore", ma quale amore?!!! Quando perdono i capelli, oltre a farsi il trapianto chiedono ad amici e parenti di non nominare mai i fuggitivi… Siamo due mondi diversi, e ormai lo sappiamo.

Ma noi donne dobbiamo almeno imparare da loro che molti degli inestetismi che riteniamo inaccettabili, per gli uomini sono problemi inesistenti, talvolta addirittura qualità apprezzabili. Fatta questa premessa, vediamo quali sono le cause che generano l'insorgere di questi ZIMPATICI DIFETTUCCI.

Cominciamo dalle ali di pipistrello, che sono tanto democratiche quanto la cellulitina, visto che arrivano come regalo di compleanno più o meno al compimento del quarantesimo anno di età e non ci abbandonano più, costringendoci a donare la nostra intera collezione di abiti senza maniche e top sexy a un'amica più giovane, e a sostituirli con pratiche e francesissime T-shirt a righe, che fanno tanto Inès de la Fressange!

La colpa è tutta del rilassamento cutaneo, che provoca un progressivo CALO DI ELASTICITÀ E TONICITÀ DELLA PELLE nella zona tra il gomito e l'ascella, fino a farla "calare" come una tendina. Questo fenomeno accade con più frequenza in presenza di aumenti o diminuzioni di peso repentini, oppure a causa di uno stile di vita troppo sedentario, o di un'alimentazione scorretta con scarsa idratazione dei tessuti.

Per contrastare questo inestetismo, e prevenirne l'insorgenza, serve un allenamento a basso impatto ma svolto con costanza. Non dovete potenziare il muscolo, bensì TONIFICARLO insieme a tutta la muscolatura della schiena, così da sorreggere meglio sia il seno sia le braccia. Sono indicati, quindi, tutti gli esercizi di tonificazione dei tricipiti, delle spalle e dei pettorali, che dovrete eseguire a corpo libero sul tappetino o con l'ausilio di piccoli pesi.

Adieu culotte de cheval

Qui scomodiamo i cugini d'Oltralpe per dare un nome esotico al più mediterraneo dei difetti. Io adoro il francese, una lingua dolce, aristocratica e leggera, ma **#STICAZZEN**, le *culotte de cheval*, che io amo storpiare in **CULOTTE DE CHAGALL**, per dargli un tono artistico, non hanno nulla di accattivante! Sono, a tutti gli effetti, due ammassi di adipe localizzati nella zona trocanterica tra le "chiappe" e le cosce. Che siate magroline o un pochino in sovrappeso, alte o bassine, le malefiche *culotte de cheval* non faranno distinzione, quindi noi cominceremo col dare loro un nome più carino: le chiameremo **#CULOTTINE**, aggiungendoci accanto un cuoricino <3. Già, perché dovete sapere che se imparerete a trattare il vostro nemico con amorevolezza lui vi sarà meno ostile.

Delle **#CULOTTINE<3** bisogna prendersi cura... Loro non c'entrano nulla con la cellulitina, e nemmeno con il peso, la differenza la fa la "composizione corporea". Sicuramente è una questione che dipende dalla genetica, ovvero dalla forma del nostro corpo, ma possiamo armarci di pazienza e **SORRISI FELICIONI** e intervenire su più fronti:

✔ la sedentarietà enfatizza le #culottine<3;

✔ una muscolatura ipotonica peggiora l'inestetismo;

✔ la ginnastichina, invece, può migliorare il profilo del vostro corpo, sebbene non possa fare miracoli.

A questo punto, la nostra parola d'ordine sarà: **TONIFI-CHI-AMO**, concentrandoci sulle "chiappe". **SOLLEVI-AMO IL KIULO** per cercare di mimetizzare le #culottine<3. Un esercizio amico è la camminata veloce, purché siate ben attente al corretto appoggio del piede, perché camminando stimolate il ritorno venoso. L'ideale è la camminata a ritmo variato (**WALKING MIX**), intervallata da piccoli esercizi di tonificazione dei glutei. I più consigliati sono la "Pompa dell'acqua" (andate subito a scoprirlo a pagina 161), il "Jumbo squat" e il "Cagnolino" (a pagina 62).

Schiena dritta!

Chi si avvicina alla ginnastichina con il giusto approccio, praticandola con costanza fin dalle prime settimane, nota subito un miglioramento della propria postura. La posizione che il nostro corpo assume nello spazio viene condizionata dalla vita che conduciamo ogni giorno e dalle pose che assumiamo nel compiere tutte quelle azioni che vengono reiterate all'infinito: camminare, sedersi di fronte al computer, stare in piedi a lungo, guidare, parlare al cellulare.

Quante volte vi siete ritrovate con un forte dolore al collo dopo che avete parlato al telefono sostenendolo tra il mento e la spalla? Oppure, per fare un altro esempio molto

Esercizietti anti #culottine<3

Jumbo Squat

È un classico squat (piegamento sugli arti inferiori) eseguito con le gambe molto più divaricate rispetto alla linea delle spalle e con la punta dei piedi ruotata verso l'esterno.

Fate attenzione a mantenere la contrazione dei glutei e piegate lentamente le gambe fino a portarvi in linea con le ginocchia, poi risalite più velocemente, strizzando ancora di più le CHIAPPE. Inspirate nella fase di discesa ed espirate salendo.

Mantenete sempre il peso del corpo sui talloni e non portate mai le ginocchia oltre la linea dell'avampiede. Non "SPANCIATE" e non "SKIULATE".

Cagnolino

È un ESERCIZIETTO di tonificazione per la fascia laterale di cosce e glutei. Stendetevi sul tappetino in decubito laterale (sul fianco), con il braccio ben disteso verso l'alto che appoggia sul tappetino e la testa appoggiata sul braccio.

Piegate le gambe ad angolo retto, poi sollevate la gamba superiore ruotando il ginocchio verso l'esterno: immaginate di dare delle spinte alla gamba come se foste un cagnolino che fa la pipì.

Il bacino e il busto devono rimanere ben fermi. Eseguite dei movimenti rapidi nella fase di salita e lenti in quella di discesa. La gamba deve muoversi ad angolo retto, con il piede a martello.

Quando avrete preso confidenza con l'esercizio, potrete eseguirlo anche con l'ausilio delle cavigliere o dell'elastico, ma almeno per le prime volte vi consiglio di farlo a corpo libero.

comune, sarà capitato anche a voi di scivolare lentamente lungo la seduta della sedia fino a trovarvi quasi sdraiate di fronte al computer, magari con il monitor in una posizione troppo alta o troppo bassa rispetto al vostro campo visivo. Immerse nelle vostre attività non vi siete nemmeno accorte di esservi trasformate nella sorella del Gobbo di Notre-Dame.

In ogni momento della giornata mettiamo il nostro corpo in relazione con lo spazio circostante, scegliendo di farlo nel modo giusto o in quello sbagliato. E il corpo, nel corso del tempo, è costretto ad adattarsi alle nostre abitudini posturali, applicando dei correttivi, per cercare sempre e comunque una posizione di equilibrio. Nel farlo, sollecita i muscoli e l'apparato scheletrico, inducendo entrambi a forzature o compensazioni.

Queste forzature e compensazioni possono avere ripercussioni, soprattutto con il passare degli anni, che si cronicizzano in posture errate e dolori frequenti: lombalgie, sciatalgie, cervicalgie, fino ai casi estremi di ernie e schiacciamenti della colonna vertebrale. Avete presente il famoso "colpo della strega"? Ecco, **LA STREGA SIETE VOI**, che avete inferto un colpo letale alla vostra colonna vertebrale.

In questi casi, praticare una giusta attività fisica, come la ginnastichina, è lo strumento fondamentale per raggiungere un discreto benessere. Naturalmente, i problemi esistenti, soprattutto quando sono gravi e cronicizzati, non si cancellano, ma è possibile **ATTENUARE I DOLORI** e, con un po' di pazienza e costanza, anche **CORREGGERE ALCUNE POSTURE**

ERRATE. Attraverso l'antiallenamento, infatti, si rinforza l'apparato muscolare che deve sostenere lo scheletro e le articolazioni, migliorando il benessere naturale. Inoltre, grazie allo stretching, che è una componente fondamentale di ogni antiallenamento, si attua una distensione della muscolatura che è stata precedentemente contratta dall'assunzione di posizioni errate, eliminando o attenuando gli stati infiammatori che provocano il dolore.

Molte delle mie antiallieve, dopo qualche settimana di allenamento mirato, notano un cambiamento nelle loro abitudini: una schiena più dritta e una curva lombare meno esasperata, che tradotto in termini pratici significa MENO PANCETTA e KIULO PIÙ TONICO.

Altre, praticando antiallenamenti che rilassano i muscoli cervicali e, nello stesso tempo, tonificano dorsali e spalle, acquistano un nuovo portamento, abbandonando le brutte spalle ricurve che vi fanno immediatamente percepire come stanche e affaticate agli occhi di chi vi guarda.

Cominciate quindi a lavorare sulla vostra *remise en forme*, partendo proprio dalla colonna vertebrale e dalla muscolatura che sorregge il corpo. Appena avrete dato il via al vostro lavoro di tonificazione non vi sentirete più le stesse. OKKIO però a non esagerare: l'ipertrofia che si verifica in seguito a un uso eccessivo dei carichi può generare problemi ancora più seri della cattiva postura. Come sempre, la virtù sta nel mezzo.

10 CONSIGLIETTI
PER UNA POSTURA "DA SBALLO"

In ogni momento della giornata, cercate sempre di avere consapevolezza della vostra muscolatura. "Centratevi", ovvero mantenete la concentrazione e il pensiero sui muscoli, in particolare quelli addominali, e seguite questi accorgimenti.

1 - Tenete le spalle sempre ben lontane dalle orecchie.

2 - Apritevi al mondo con un **SORRISO FELICIONE** e mostrate le vostre **TETTINE** con fierezza.

3 - Non abbiate il timore di essere giudicate da chi incrocia il vostro passo.

4 - Camminate facendo attenzione all'appoggio del piede: deve compiere una sorta di rullata, come se fosse il tampone di un vecchio timbro da inchiostro; inoltre, pensate ai vostri glutei che sostengono la colonna vertebrale e rendono più femminile la vostra andatura.

5 - Sollevate qualsiasi peso usando le gambe e i glutei, senza mai flettere il busto in avanti.

6 - Al supermercato, dividete la spesa distribuendo equamente il carico in due borse, in maniera da bilanciare il peso durante il trasporto (**"DU BORS IS MEGL CHE UAN"**, parafrasando una famosa pubblicità della fine degli anni Novanta).

7 - Guidate posizionando il volante in modo da avere le spalle e il collo rilassati e regolate l'altezza del sedile per mantenere lo sguardo dritto.

8 - Sedetevi alla scrivania con i piedi appoggiati a terra, le gambe ad angolo retto e la lombare appoggiata allo schienale della sedia.

9 - Posizionate sempre il monitor del computer in maniera da mantenere lo sguardo dritto davanti a voi e da non dover piegare il collo.

10 - Usate scarpe comode e alternate i meravigliosi e **SENZUALIZZIMI TACCHI** con le **SNEAKERS**, in maniera da non favorire posture errate del piede in appoggio durante la camminata.

Mi peso, o non mi peso? Perdo peso

Dai 13 ai 25 anni mi sono sentita spesso come la migliore amica di Bridget Jones. Era il periodo delle felpe e delle T-shirt oversize, e io mi nascondevo in quell'abbigliamento confortevole per soffocare le mie insicurezze. Ero timida e sempre un pochino meno emancipata rispetto alle mie coetanee, e questo mi ha creato qualche problemino di "accettazione" di me stessa. In quegli anni la bilancia era il mio giudice: salivo sulla pedana la mattina appena sveglia e tiravo un sospiro di sollievo se il numeretto che appariva sul display rappresentava l'idea del peso che avevo giustapposto al mio corpo. Al contrario, storcevo il naso se il responso non era quello che mi aspettavo.

Poi, con il tempo e lo studio, ho imparato che la bilancia può essere un'alleata della *remise en forme*, ma non è lo strumento fondamentale. Il peso corporeo può oscillare anche di 1,5 chili da un giorno all'altro e questo dipende da tanti fattori. Per noi donne, tra l'altro, è assolutamente sconsigliato pesarsi nei giorni che precedono il ciclo, a causa degli sbalzi ormonali. Così ho imparato a mandare a **FANCULINO LA BILANCIA** per lunghi periodi e ad abbracciare la ginnastichina tutti i giorni.

Ecco i consigli che mi piace dare alle mie antiallieve quando iniziano un programma di antiallenamento:

✔ Salite sulla bilancia una volta ogni 15-20 giorni e **ABBANDONATE IL RITO DELLA PESATA QUOTIDIANA**: non siete mucche!

✔ Vivete il raggiungimento del vostro peso ideale come

una **CONQUISTA FATTA DI DIVERTIMENTO E DI ALIMENTAZIONE EQUILIBRATA**, non di privazioni e di sofferenza.

✔ **MISURATE IL VOSTRO CORPO CON UN CENTIMETRO DA SARTA** e guardatevi allo specchio notando i progressi che fate ogni volta che indossate un paio di jeans che diventano più morbidi intorno ai vostri fianchi.

POST PARTUM

Non tutte le donne, dopo una gravidanza, manifestano piccoli problemi o fastidi, alcune però soffrono di diastasi, una condizione tipica del *post partum* ma che può riguardare anche persone in forte sovrappeso o che hanno praticato troppa attività fisica. Malgrado il nome altisonante, si tratta semplicemente della separazione e dell'allontanamento progressivo della parte destra del muscolo retto addominale da quella sinistra. Non spaventatevi, è una cosa fisiologica durante la gravidanza, ma può diventare patologica se la situazione non è ancora tornata alla normalità a distanza di un anno dal parto.

Se soffrite di diastasi, datemi retta, evitate le attività ad alto impatto, in particolare quelle con saltelli consecutivi, ma anche i classici crunch, i sit-up e le torsioni del busto. Per prevenire questa patologia, da anni alleno le mie antiallieve in attesa di partorire con esercizi da eseguire a terra, sul tappetino, evitando le flessioni in avanti del busto e migliorando l'elasticità e la forza addominale. Insegno loro ad attivare

IL PAVIMENTO PELVICO E LA GINNASTICHINA

di dott.ssa Valeria Valentino - Medico Chirurgo
Spec. in Ostetricia e Ginecologia - Fisiopatologia della riproduzione

Il pavimento pelvico rappresenta la struttura di chiusura caudale della cavità addominale. È formato da una componente ossea, da una di supporto muscolare e connettivale, ancorata alla prima, e da una componente viscerale, sostenuta dalle prime due attraverso una serie di interrelazioni complesse. Questo equilibrio permette non solo il controllo della continenza urinaria e fecale e il sostegno degli organi endoaddominali, ma anche la realizzazione di una sessualità soddisfacente e la normale evoluzione di una gravidanza.

Le ossa piatte del bacino, insieme al tratto terminale sacrococcigeo della colonna vertebrale, costituiscono il supporto osseo del perineo.

L'IMPORTANZA DELL'ATTIVITÀ FISICA A BASSO IMPATTO PRIMA E DURANTE UNA GRAVIDANZA

L'attività motoria, se moderata, costante e prolungata nel tempo, migliora la circolazione sanguigna e, contrastando la formazione di placche lipidiche nei vasi sanguigni, garantisce lo stato di salute generale e riproduttiva e può migliorare la fertilità, mentre lo sforzo eccessivo la riduce. Uno studio della Boston University School of Public Health, svolto su un campione di 3.628 donne tra i 18 e i 40 anni che volevano pianificare una gravidanza, ha dimostrato che le donne con maggiori problemi di fertilità erano quelle che seguivano un allenamento giornaliero intenso. Le cause, probabilmente, sono da attribuire all'eccessiva sollecitazione del surrene, che interagisce ormonalmente con l'asse ipotalamo-ipofisario.

Al contrario, UN'ATTIVITÀ FISICA A BASSO IMPATTO, IN DONNE CHE CERCANO UNA GRAVIDANZA, MIGLIORA SIA LO STATO EMOTIVO SIA IL PESO CORPOREO, AGEVOLANDO IL CONCEPIMENTO.

Inoltre, gli studi hanno dimostrato che il movimento in gravidanza è sicuro sia per la madre sia per il feto, e si consiglia dunque di prolungare l'attività fisica durante tutta la gestazione.

Le ultime indicazioni del Ministero della Salute suggeriscono anche **UN POSSIBILE RUOLO DELL'ATTIVITÀ FISICA NELLA PREVENZIONE E NEL CONTROLLO DEL DIABETE GESTAZIONALE**, promuovendo l'esercizio anche per le donne che hanno una vita sedentaria e in caso di complicanze ostetriche, ma solo sotto lo stretto controllo medico.

È importante, però, sottolineare come durante la gravidanza le modificazioni muscolo-scheletriche potrebbero portare a un aumento del rischio di traumi durante l'attività fisica. Inoltre, si suggerisce alle donne di mantenere un adeguato apporto di liquidi e di evitare di svolgere esercizio fisico in condizioni climatiche calde e umide.

Quindi, in assenza di controindicazioni, **SVOLGERE UNA REGOLARE E MODERATA ATTIVITÀ FISICA PORTA BENEFICI IN TERMINI DI SALUTE**. Tuttavia, sarà necessario sottoporsi preventivamente a tutti gli esami e le visite mediche previsti per monitorare costantemente la propria situazione.

POST PARTUM: E ORA COME COMPORTARSI?

Dopo il parto, è possibile ritornare a svolgere una normale attività fisica, purché la ripresa sia molto graduale.

Abitualmente, si sconsiglia di riprendere l'allenamento prima che siano passati i canonici 40 giorni dal parto (il periodo utile all'utero per involversi). Il corpo, infatti, soprattutto nella zona addominale, pelvica e perianale, è stato molto sollecitato in gravidanza e durante il parto (sia che esso sia avvenuto spontaneamente sia tramite cesareo).

UNA VOLTA TRASCORSI 40 GIORNI, È CONSIGLIABILE PARTIRE CON ATTIVITÀ DOLCI, COME CAMMINATE E PASSEGGIATE ALL'ARIA APERTA, CHE AGISCONO POSITIVAMENTE SULL'UMORE. È sconsigliata la corsa, così come gli altri sport che sollecitano eccessivamente la zona addominale, pelvica e perineale.

Meglio evitare anche gli allenamenti in palestra troppo intensi. L'allattamento non preclude l'attività sportiva, a patto che venga utilizzato un reggiseno che sostenga adeguatamente il seno e che si mantenga un'adeguata idratazione.

Quindi, in conclusione, sfatiamo i miti e i tabù: l'attività fisica, in particolar modo quella a basso impatto, fa bene in qualsiasi fase della vita, parola di ginecologa.

la muscolatura profonda, espirando mentre eseguono gli esercizi, e ad allenare la zona addominale con il plank.

Alle neomamme, invece, consiglio di evitare la corsa, i saltelli e il sollevamento di carichi eccessivi perché il loro pavimento pelvico è ancora troppo debole. E poi spiego loro l'importanza di controllare la postura nella vita di tutti i giorni, evitando di inarcare la parte bassa della colonna vertebrale quando tengono in braccio il bambino, oppure di tenere le mani premute sull'addome quando starnutiscono o tossiscono forte. Se anche voi siete prossime al parto mettetevi al riparo con un po' di sana **GINNASTICHINA**, eviterete anche l'insorgere di altre fastidiose complicazioni spesso correlate alla diastasi, come ernie addominali, mal di schiena localizzato nella zona lombare e debolezza dei muscoli pelvici, che può portare anche a fenomeni di incontinenza.

PREMENOPAUSA: LA NUOVA FASE DELLA VITA

Io ho 44 anni e mezzo e dunque lo so bene, dopo i 40 il **GONFIORE ADDOMINALE** diventa uno stato naturale, un compagno che si ostina a rimanere sempre insieme a voi, **FEDELIZZIMO**. Per perdere quei 3 chili di troppo che un tempo sparivano in 2 giorni, oggi può volerci anche un mese! Però, con il passare degli anni ho anche capito la differenza tra massa grassa, muscoli e liquidi e so bene che quello che smaltivo facilmente a 20 anni non era altro che l'effetto della ritenzione idrica.

Se anche voi avete superato i 40, avrete senz'altro notato che i capelli sono diventati più fragili e opachi, così come la pelle. **LA COLPA DI TUTTO CIÒ È DEGLI ORMONI.** Proprio loro, i responsabili di moltissimi degli inestetismi del nostro corpo. Eccoli lì, mentre danzano spensierati un romantico valzer in compagnia della ritenzione idrica, causando il drastico cedimento di tutti i tessuti e la caduta di guance, palpebre e kiulo. Maledetti!!!

Volete sapere cosa si può fare? Per prima cosa imparate ad accettare che questo accade perché è una fase della vita, uguale per tutte e bella per altri motivi. Ora che potete cominciare a sorridere felicione, armatevi della vostra ginnastichina come novelle Giovanne d'Arco in tuta rosa shocking e non lasciatela mai più. L'attività fisica a basso impatto è davvero l'unica soluzione vincente per ripristinare l'equilibrio quando la menopausa arriva a bussare alla vostra porta. Infine, ma non per importanza, state lontane dai chirurghi plastici che sognano solo di farvi diventare come la "donna gatto".

P.S. Dimenticavo, fatevi anche controllare il **PAVIMENTO PEL-VICO**, smettete di fare 50 squat con il bilanciere, di correre le maratone e di frequentare i corsi in palestra in cui si salta per un'ora di seguito. Se seguirete i miei consigli, potrete mandare un bel fanculino agli assorbenti per l'incontinenza almeno per altri 40 anni.

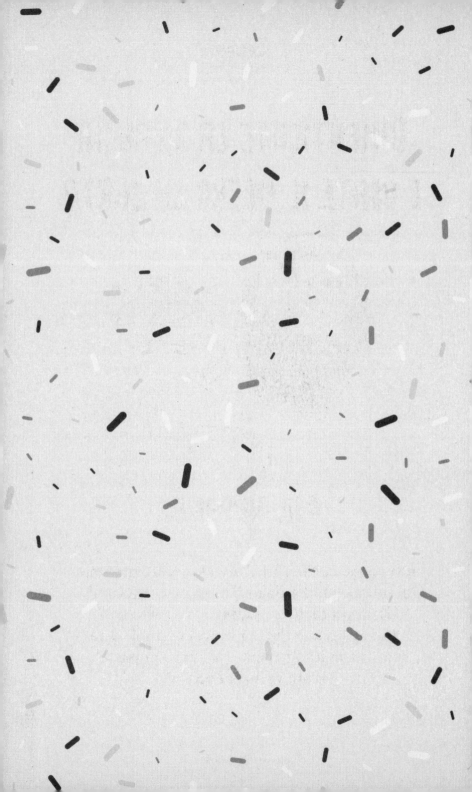

CAPITOLO 5

DIMENTICATE LA BILANCIA E USATE IL METRO DA SARTA

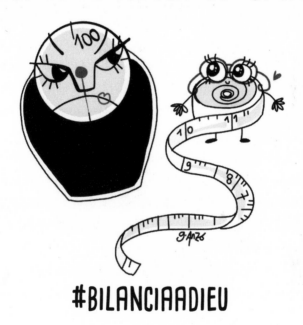

#BILANCIAADIEU

È successo anche a me, quando ero adolescente, di salire ogni mattina sulla bilancia invocando il miracolo. Ecco, sappiate che i miracoli non esistono e che la bilancia non solo non è vostra amica, ma non è nemmeno obiettiva. E ora vi spiego perché.

Mi torna spesso in mente l'immagine della mamma di una mia cara amica, che faceva la sarta e si aggirava per casa sempre con un metro "appeso" al collo, come una sorta di sciarpina. Ecco, diciamo che per perdere o prendere peso è bene ispirarsi alle sarte e mettere in soffitta l'odiata bilancia (fate solo attenzione che la soffitta non sia troppo scomoda da raggiungere...). Tra l'altro, capita spesso che le sarte usino il metro per misurare un **"VITINO DA VESPA"** e anche questo argomento ha qualcosa a che vedere con quello che vi voglio raccontare.

Cominciamo, allora, dicendo che per dimagrire – e anche per ingrassare – non serve controllare ossessivamente l'ago della bilancia, rallegrandosi per ogni variazione. Piuttosto, bisogna sapere che il **PESO DEL NOSTRO CORPO** è costituito da quattro componenti fondamentali: l'**ACQUA**, le **OSSA**, la **MASSA GRASSA** e la **MASSA MAGRA DEI MUSCOLI**. Se, per esempio, smettete di mangiare pensando così di perdere peso, potreste scoprire che avete perso solo massa muscolare, mentre i vostri cuscinetti adiposi continuano a stazionare indisturbati su cosce e kiulo. Come dire: **DOPPIO SMACCO!**

Prima di cominciare seriamente a intervenire sulla propria forma fisica, occorre essere un po' pitagorici e affidarsi a misurazioni e calcoli matematici: solo così vi farete un'idea chiara e precisa della vostra situazione di partenza. Procuratevi il famoso metro da sarta e iniziate a misurare la circonferenza delle vostre braccia, delle cosce e del punto vita.

Un primo indicatore valido, per capire se c'è qualcosa che non va, è il **RAPPORTO TRA LA CIRCONFERENZA ADDOMINALE E L'ALTEZZA**, che potete calcolare facilmente facendo una semplice divisione tra i due valori:

$$\frac{\text{misura della circonferenza addominale}}{\text{altezza}}$$

Qualsiasi età abbiate, se il numero ottenuto da questo banale calcolo è **INFERIORE A 0,55** potete stare tranquille (lo stesso vale anche per i maschietti), perché significa che la vostra massa grassa è sotto controllo. Se, invece, il risultato è **SUPERIORE A 0,55**, è meglio che iniziate a darvi da fare per tornare nei parametri di normalità. Attenzione, in questo caso non vi sto parlando di estetica, ma di salute. Il miglioramento del vostro aspetto fisico sarà solo il piacevole effetto collaterale delle vostre azioni. **PIÙ SANE = PIÙ BELLE**, come si sente dire spesso, ma io preferisco definire questo risultato come **#GNOCCANZAINSALUTE**. Ricordate che l'accumulo di grasso nella zona del punto vita è uno dei maggiori indicatori del pericolo di malattie cardiovascolari e, soprattutto per le donne in menopausa, può essere l'anticamera dell'infarto.

GINNASTICHINA E NUTRIZIONE

di dott.ssa Laura Coluccio - Biologa Nutrizionista

"Vorrei perdere peso e magari, contemporaneamente, vedermi più tonica". Quante volte avete pensato che questo fosse il vostro obiettivo, una cosa banale e scontata, eppure nella pratica avete trovato delle difficoltà?

Leggete attentamente queste poche righe e tenetele bene a mente se deciderete di iniziare qualsiasi tipo di attività fisica, al fine di potervi focalizzare realmente sul vostro miglioramento personale ed evitare inutili attacchi di panico.

L'IMPORTANZA DI ANALIZZARE CORRETTAMENTE LA PROPRIA COMPOSIZIONE CORPOREA

Il nostro corpo risulta costituito essenzialmente da due componenti:

✔ **LA MASSA GRASSA (FM)**, costituita principalmente da lipidi;
✔ **LA MASSA LIBERA DAL GRASSO** (comunemente chiamata **MASSA MAGRA** o **FFM**), che comprende glicogeno, sali minerali, proteine e acqua.

Quando saliamo sulla bilancia valutiamo esclusivamente il peso dell'organismo nella sua totalità, ma non possiamo sapere alla variazione di quale componente è da ascriversi un suo aumento o una sua diminuzione. Sia il dimagrimento sia un aumento della massa muscolare e anche dell'adipe non sono processi immediati. Le oscillazioni che osserviamo sulla bilancia, in positivo o in negativo, nell'arco di qualche giorno o, addirittura, di poche ore sono in realtà a carico dell'acqua extracellulare.

Per gli stessi motivi, i termini **"DIMAGRIMENTO"** e **"PERDITA DI PESO"** non possono essere considerati sinonimi, in quanto non sempre una perdita di peso equivale a un reale dimagrimento, ovvero a una riduzione della massa grassa (FM). Ne deriva che il peso, e tutti gli indici che tengono conto esclusivamente di questo e dell'altezza, non possono essere considerati come indicatori affidabili di ciò che sta accadendo al vostro corpo. È necessario, invece, associare il peso a metodiche che possano analizzare la vostra composizione corporea. Quelle più semplici e immediate sono le circonferenze, che tengono conto del fatto che, a parità di peso, la massa grassa (FM) e la massa libera dal grasso (FFM) hanno volumi differenti.

Tra le indagini più approfondite che potete effettuare presso lo studio di un professionista trovate invece:

✔ **LA BIOIMPEDENZIOMETRIA (BIA)**, un esame che permette di valutare l'idratazione corporea;
✔ **L'ADIPOMETRIA**, una tecnica che consente di misurare lo spessore e la qualità di tessuto adiposo e muscolare.

QUALCHE CONSIGLIO GENERALE

Se, dopo aver valutato correttamente la vostra composizione corporea, decidete di intraprendere un programma di antiallenamento, è bene seguire qualche semplice consiglio generale, da adattare alle vostre abitudini personali e al vostro orario di allenamento preferito:

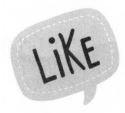

✔ **ALLENATEVI PREFERIBILMENTE LONTANO DAI PASTI** e non dopo le 20.
✔ Nel caso preferiste mangiare prima dell'allenamento, **CONSUMATE IL VOSTRO PASTO ALMENO 45 MINUTI-1 ORA PRIMA DI INIZIARE L'ATTIVITÀ FISICA**, cercando di bilanciare le componenti nutritive, comprendendo proteine, grassi e carboidrati, preferibilmente complessi.
✔ In ogni caso, **IL PASTO CHE PRECEDE L'ALLENAMENTO NON DEVE MAI ESSERE ABBONDANTE**, per evitare difficoltà digestive durante l'attività fisica.

COSA MANGIARE PRIMA DI UN ANTIALLENAMENTO

✔ Yogurt greco + 1 frutto fresco *oppure* 10 grammi di cioccolato fondente *oppure* 2 cucchiai di fiocchi d'avena o di muesli.
✔ Pane tostato con avocado + 1 uovo *oppure* dell'affettato magro *oppure* del salmone affumicato.
✔ Pancake.
✔ Banana bread.

Quindi, non scherzateci su e fate subito quello che serve per rientrare nei parametri ottimali. Ma cosa serve esattamente, direte voi? Serve una buona regola alimentare, o se preferite chiamatela dieta, studiata con l'ausilio di un nutrizionista che seguirà passo dopo passo i vostri progressi; serve poi un allenamento a basso impatto, da fare almeno 3 volte a settimana. Avete capito bene? Serve la ginnastichina.

Esiste anche un altro indicatore per capire qual è la vostra forma fisica, ed è l'**INDICE DI MASSA CORPOREA** (Imc), di cui avrete senz'altro sentito parlare e che si calcola dividendo il proprio peso corporeo per il quadrato dell'altezza. Vi faccio un esempio. Se una persona pesa 75 chili ed è alta 1,75 metri, il suo Imc sarà calcolato facendo questa operazione: 75:(1,75x1,75)=24,5. Questo valore indica che la persona in questione è normopeso. Come faccio ad affermarlo? Semplice, l'Organizzazione Mondiale della Sanità (OMS) raggruppa la popolazione in quattro categorie in base all'Indice di massa corporea:

✔ **SOTTOPESO** (con Imc inferiore a 18,5);

✔ **NORMOPESO** (con Imc compreso tra 18,5 e 24,9);

✔ **SOVRAPPESO** (con Imc compreso tra 25 e 29,9);

✔ **OBESO** (con Imc superiore a 30).

Tenete però conto del fatto che, come accade con l'uso della sola bilancia, l'Indice di massa corporea non considera né la quantità di grasso né quella di muscoli, acqua e ossa presenti nell'organismo. Quindi, per disfarsi del grasso in eccesso è necessario lavorare in maniera combinata su vari fronti: una dieta bilanciata e povera di grassi, da abbinare a una vita sana e a una regolare attività fisica di tipo cardiovascolare. E qui viene il bello, perché questa benedetta attività cardiovascolare potete farla anche camminando verso l'ufficio, ballando scatenate davanti allo specchio, oppure facendo delle piacevoli passeggiate in bicicletta. La sola cosa che dovete controllare con attenzione è il numero dei vostri battiti cardiaci durante l'esecuzione dell'esercizio. Se il valore dei battiti è superiore a 100 pulsazioni al minuto, vuole dire che state bruciando grassi. Più in generale, ciascuna di voi troverà la propria ZONA "BRUCIAGRASSI" e la manterrà durante tutta la fase di allenamento.

Ma come si fa a individuarla? Beh, dovete sapere che la zona "bruciagrassi" è quella che corrisponde indicativamente al 65-70% DELLA MASSIMA FREQUENZA CARDIACA TEORICA. Il modo più semplice per calcolarla è questo: 220 - la vostra età = frequenza cardiaca massima. Una volta ottenuto questo valore potete calcolare la percentuale che vi indica la "frequenza cardiaca ideale". Facciamo il solito esempio. Se avete 35 anni il calcolo è questo: 220-35=185:100=1,85x65 = 120,25. Quindi, per mantenervi all'interno della zona "bruciagrassi", il vostro allenamento cardiovascolare dovrà essere eseguito a una frequenza cardiaca di circa 120 battiti al minuto.

TECNOLOGIA... PORTAMI VIA!

Nei miei antiallenamenti di solito non consiglio l'uso della fascia cardiaca. Non perché non serva, intendiamoci, ma perché preferisco insegnare alle mie antiallieve a non basarsi sulla tecnologia, bensì ad **ASCOLTARE IL PROPRIO CORPO** e a **CALIBRARE IL LAVORO FISICO IN BASE ALLE PROPRIE POSSIBILITÀ**. Un metodo molto valido, secondo me, per capire quando è il momento di rallentare il ritmo è l'uso del **"TALK TEST"**, che consiste nel misurare l'intensità dell'allenamento in base alla capacità di continuare a parlare con un ipotetico interlocutore mentre siete sotto sforzo.

Alcuni studi condotti su diversi campioni (individui in salute, individui con problemi cardiaci, atleti ecc.) hanno dimostrato che il Talk Test è un indicatore appropriato per calcolare l'attività cardiorespiratoria durante l'esecuzione di un esercizio fisico. Fino a quando manterrete un'intensità di allenamento che rende possibile la conversazione, starete svolgendo in modo sicuro e appropriato la vostra attività cardiovascolare. Quando, invece, il respiro diventa più veloce e intenso e non vi permette più di parlare significa che avete raggiunto quella che è stata definita la "anaerobic threshold", cioè la soglia anaerobica, ed è necessario terminare l'esercizio.

Tradotto in parole semplici, se mentre vi allenate riuscite a parlare con qualcuno, fosse anche un amico immaginario... vuol dire che non siete in affanno e che state bruciando **GRASSI, GRASSI, GRASSI!**

P.S. Di solito questo test piace più alle donne che ai maschietti, indovinate perché...

E ora che avete giocato alla sarta, vi siete trasformate in perfette allieve di Pitagora e vi siete allenate nella zona "bruciagrassi" per almeno 2 settimane consecutive (con 3 antiallenamenti completi settimanali, intervallati da attività cardiovascolari), tornate in soffitta, prendete la bilancia e saliteci sopra di slancio. Probabilmente avrete già una prima sorpresa. Se poi volete sprizzare gioia da tutti i pori, andate davanti allo specchio, prendete il vostro amico metro e misurate nuovamente la circonferenza di vita, braccia e cosce. Felicione, vero? Ecco, non esiste nessun miracolo, solo qualche buon accorgimento e tanta costanza. Se volete gratificarvi ancora di più, insieme alla bilancia archiviate in soffitta anche un paio di jeans nei quali non state più tanto comode. Abbandonatelo per qualche settimana, **ANTIALLENATEVI CON GIOIA** e poi riprovatelo, la sorpresa è garantita.

Prima di passare al prossimo argomento, però, vi voglio ricordare che la troppa magrezza è dannosa tanto quanto l'obesità, anzi, è ancora peggiore, perché nasconde un finto virtuosismo inesistente, e dunque può essere più subdola. Imparate a convivere con qualche bella curva e fate vostro questo mio mantra: **"CHI NASCE TONDA PUÒ DIMAGRIRE DI LATO"**.

FELICE E ORGOGLIOSA DI ME STESSA

Cara Fede,
sono una donna in sovrappeso, anzi, per la prima volta ho
il coraggio di affermare che sono obesa. Non l'avevo mai detto
prima, perché mi faceva troppa paura ammetterlo a me stessa,
ma vivo questa situazione da anni e posso dire di essere a dieta
da sempre.

Ho cominciato ad antiallenarmi con la ginnastichina seguendo
il programma "Gambe e polpacci snelli" e dopo qualche mese
sono passata a un allenamento personalizzato. Dopo solo
un mese e mezzo di antiallenamento avevo già perso una taglia
e mi sentivo molto meglio. In un'intera vita da obesa non ero mai
riuscita a raggiungere una condizione di benessere come quella
che sto vivendo adesso e il merito non è tanto degli esercizi,
seppure importanti, che ho imparato a fare con costanza e
determinazione, ma del messaggio contenuto nel tuo metodo
di allenamento: "rispettare se stessi e i propri tempi, onorare
i fallimenti, imparando dagli errori".

Quest'anno arriverò per la prima volta alla "prova costume" senza
pareo e senza l'angoscia del mio peso, sarò semplicemente me
stessa e mi sentirò felice e orgogliosa del percorso che sto facendo.
Per me, e per tutte le ragazze come me, la ginnastichina non è stata
solo un cambio di peso, ma soprattutto un cambio di vita.
Grazie Fede.

#PROVACOSTUME #CORAGGIODICAMBIARE #FELICIONA #ANTIALLENAMENTO
#GRAZIEFEDE

CAPITOLO 6

MOTIVESCION
PER AVERE SATISFESCION

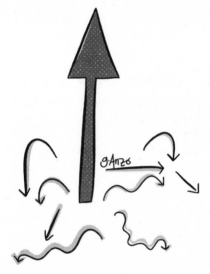

#FITNESSMOTIVATION

Lo so che, arrivate a questo punto,
vorreste tanto cominciare a praticare
la ginnastichina ma non vi sentite ancora
pronte per entrare in azione. Questo capitolo
è dedicato a voi, e sappiate che vi amo quanto
le mie più navigate antiallieve!

Conosco bene la difficoltà che si prova nel cercare di colmare quel gap tra la voglia di fare una cosa e la determinazione a farla veramente. E so anche quante scuse potete inventare per rimandare all'infinito la decisione di iniziare un allenamento, visto che negli anni ne ho sentite raccontare molte, alcune davvero creative, lo ammetto. Proprio per questo voglio dedicarvi un **ANTIALLENAMENTO AD HOC**, composto non da esercizi ma da spunti e suggerimenti per trovare la motivazione e la costanza necessarie per superare l'inevitabile titubanza iniziale. Ecco gli 8 ingredienti necessari per trovare la vostra **MOTIVESCION**:

1 - trovare un motivo forte per avvicinarsi alla ginnastichina;

2 - programmare di volta in volta degli obiettivi realistici e raggiungibili in breve tempo;

3 - iniziare con allenamenti facili e gratificanti;

4 - confrontarsi con altre antiallieve che sono al vostro stesso livello;

5 - concedersi dei piccoli regali che vi facciano sentire sempre al top;

6 - misurare progressivamente i risultati ottenuti prima di pianificare nuovi obiettivi;

7 - iniziare a praticare la ginnastichina insieme a un'amica o a un compagno;

8 - scegliere un momento preciso della giornata per allenarsi e mantenerlo il più possibile costante;

E ora analizziamo a uno a uno questi **MAGNIFICI 8** punti e vediamo come interpretarli al meglio.

PUNTO PRIMO. Sono certa che ciascuna di voi saprà trovare nella sua storia personale la giusta motivazione per iniziare: c'è chi vorrà perdere peso, chi rimettersi in forma dopo una pausa, chi rientrare nei vecchi jeans, chi arrivare al meglio alla prova costume, e poi ci sarà chi aspira a trovare o a cambiare il fidanzato, chi a conoscere nuove amiche con cui confrontarsi e chi a riattivare il metabolismo caduto in letargo. Vale tutto, soprattutto perché la ginnastichina è nata proprio dall'osservazione delle persone e delle diverse esigenze che le avvicinano all'allenamento. Cominciate quindi individuando la vostra reale motivazione, che dovete sentire come fondamentale per il raggiungimento di una buona condizione psico-fisica. Per esperienza posso dirvi che se partirete con il piede giusto, sarà più facile raggiungere gli obiettivi prefissati, sarete più gratificate e meno inclini ad abbandonare il percorso.

PUNTO SECONDO. Una volta individuato un buon motivo per cominciare, fissate un primo obiettivo "sostenibile", ovvero qualcosa che sia alla vostra portata e non solo nei vostri sogni. Ne abbiamo già parlato, la ginnastichina impone un bagno di realtà, dopo il quale sarete più serene e consapevoli di voi stesse. Attenzione, non vi sto dicendo di rinunciare a immaginare quello che vorreste diventare, vi sto solo dicendo che dovete accettare di ridisegnare il vostro corpo a partire dalle vostre caratteristiche.

Ed eccoci arrivate al **TERZO PUNTO**: è il momento di scegliere l'allenamento giusto per raggiungere il vostro primo obiettivo. Non preoccupatevi, lo faremo insieme, studieremo un cocktail di esercizi divertente e allenante per partire con slancio. Qui è fondamentale usare qualche **AIUTINO** che vi faccia superare i primi scogli: innanzitutto, indossate un **ABBIGLIAMENTO COMODOSO E GRATIFICANTE**, qualcosa che vi faccia sentire al top! Poi, scegliete della musica motivante e divertente come sottofondo per la parte di allenamento cardiovascolare. Nella fase di tonificazione dovrete lavorare, prima di tutto, sull'interiorizzazione dell'esercizio e sulla respirazione, due componenti che renderanno solido e salutare il vostro lavoro. Infine, arrivate alla fase di stretching drenante, immaginate di essere a un passo dal traguardo e che questa parte serva per impilare i **"MATTONCINI"** di Lego che avete già costruito. Tutto chiaro? **TAKE IT EASY**, dicevano in California negli anni Settanta, proprio lì dove è nato il culto del corpo, e sappiate che non esiste miglior consiglio per la vita.

Siete al **QUARTO PUNTO** e, dopo l'entusiasmo iniziale, solitamente arrivano i primi dolorini, che sono fisiologici, visto che avete rimesso in circolo energie sopite da tempo. **NO PANIC!** È tutto a posto, e se avete dubbi, oltre a confrontarvi con me, scambiate qualche parola con le altre **ANTIALLIEVE** che hanno iniziato ad allenarsi insieme a voi. L'unione fa la forza e infonde la speranza!

Di solito, costrette a un faccia a faccia con la vostra rinascita muscolare, cioè quella delicata fase in cui scoprite di avere muscoli e organi dai nomi impronunciabili che si manifestano rivelando il lato oscuro della forza, dovete sfoderare il vostro miglior **SORRISONE** e guardare con gioia alle settimane successive, quelle in cui loro stessi – **I NEOMU-SCOLETTI** allenati – vi vorranno un mondo di bene e saranno i vostri migliori amici per sostenere la colonna vertebrale, farvi camminare più dritte e orgogliose, dare flessibilità e tonicità ai vostri movimenti, potenziare la vostra resistenza.

Avete già superato le prime 2 settimane di antiallenamento, siete riuscite a sopportare le fatiche dell'avvio di una nuova attività e avete raggiunto il **QUINTO PUNTO**, ora regalatevi un piccolo premio: andate in un negozio e scegliete un nuovo completino intimo, oppure un capo di abbigliamento che non avreste comprato qualche settimana fa. Se vi siete allenate con costanza e nella maniera giusta, sentirete che le gonne cadono già meglio intorno al punto vita. Non potete ancora affermare di essere più toniche, ma certamente sarete già più sgonfie e vi sentirete più leggere.

Adesso è il momento di alzare un po' l'asticella. Siete arrivate al **SESTO PUNTO**: misuratevi, fotografatevi e immergetevi in un nuovo ciclo di 2 settimane di antiallenamento, non sono molte ma vi permetteranno di arrivare alla fine del primo mese, farete un giro di boa e sarete **FELICIONE!** Un passo dopo l'altro, presto non sentirete quasi più la fatica e, in compenso, potrete finalmente godere delle prime **SATISFESCION.**

SETTIMO PUNTO. Una buona pratica per abituarsi a non saltare un allenamento è quella di darsi appuntamento con qualcuno che è al vostro stesso livello e allenarsi insieme, oppure seguire insieme i progressi reciproci. Insomma, condividere la ginnastichina aiuta a trovare la costanza, unica vera potenziatrice dei vostri sforzi; quindi, se da sole non ce la fate, date via libera alla fantasia: potete coinvolgere chi volete, dall'amica del cuore al fidanzato, dalla sorella alla zia attempata. Ebbene sì... anche il vostro cane può essere un compagno fidato di antiallenamento!

Siete giunte alla fine, ma non per questo l'**OTTAVO PUNTO** è meno importante dei precedenti: mantenere una regola nell'orario in cui ci si allena in genere è molto utile, perché alimenta la creazione di una routine virtuosa che è più difficile da eludere. Per lo meno avrete bisogno di una buona scusa per saltare l'appuntamento. Io consiglio di eseguire l'antiallenamento nel momento della giornata in cui vi sentite più energiche, ricordando che allenarsi al mattino è un buon modo per cominciare la giornata. Se proprio non potete, antiallenatevi in pausa pranzo, oppure la sera, preferibilmente prima di cena. Se riuscirete a mantenere un orario costante sarà tutto più facile e il vostro corpo finirà per aspettare insieme a voi questo piacevole appuntamento.

Con il passare delle settimane, vedrete che la fatica lascerà il posto alle **MAGICHE ENDORFINE** che si sprigioneranno facendovi sentire oltremodo bene. Sarete cariche di energia, più sane, più forti, più sorridenti, e di tutto questo si accorgerà anche chi vi sta attorno, che finirà col vedervi ancora più belle di quanto siete già diventate. L'unico vero e indispensabile esercizio per raggiungere questa meta è la costanza, senza di lei non arriverete da nessuna parte, in sua compagnia tutto vi sarà permesso.

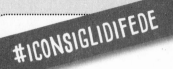
VOLERE È... POTERE!

In questi anni ho sentito le mie antiallieve accampare qualsiasi tipo di scusa pur di giustificare un mancato allenamento, dimostrando tra l'altro una creatività e una faccia tosta degne di grande rispetto. Eccovi, allora, una bella lista dei botta e risposta più comuni tra me e voi.

NON TROVERÒ MAI IL TEMPO DI ALLENARMI 3 VOLTE A SETTIMANA E POI DI FARE MANTENIMENTO NEGLI ALTRI 2 GIORNI.

Eppure trovate ogni giorno il tempo per stare almeno mezz'ora sui social e altrettanto al telefono con le amiche. Dedicate metà di questo tempo alla vostra *remise en forme* e sarete più felici.

LA MATTINA MI SENTO DEBOLE, FORSE È MEGLIO SE SMETTO DI ALLENARMI.

Una volta superata la prima settimana di antiallenamento, che è quella che genera la sensazione di maggior affaticamento, vi sentirete subito più forti.

MI PIACEREBBE ALLENARMI IN PALESTRA O AL PARCO, MA LA MIA VITA È TROPPO DISORDINATA.

Allenatevi a casa, quando e dove volete, facendo solo attenzione a replicare la sequenza completa dell'antiallenamento, senza saltare nessuna delle 3 fasi. I video servono per questo.

AVENDO POCO TEMPO A DISPOSIZIONE HO ELIMINATO LA FASE DI ALLENAMENTO CARDIOVASCOLARE, VA BENE LO STESSO?

No. Se non riuscite a eseguire tutta la sequenza completa, limitatevi a diminuire il numero di ripetizioni, ma non variate mai la tipologia di esercizi e non eliminate un'intera fase di allenamento.

ALCUNI ESERCIZI NON RIESCO PROPRIO A FARLI, PROBABILMENTE NON SONO GIUSTI PER IL MIO FISICO.

Molti problemi che potreste riscontrare nell'esecuzione degli esercizi sono solo il frutto dello scarso allenamento e con il tempo si attenueranno fino a sparire. I vostri muscoli hanno memoria di quello che gli fate fare ogni giorno.

MI SEMBRA DI NON RIUSCIRE A RAGGIUNGERE L'OBIETTIVO CHE MI ERO DATA, FORSE NON SERVE A NULLA CONTINUARE IN QUESTO MODO.
Avevate fissato un obiettivo raggiungibile? Avete dato al vostro corpo il ritmo e la disciplina necessari per entrare nel giusto rapporto con il vostro *workout*? Se avete risposto sì a queste domande, la vostra affermazione è sbagliata.

PURTROPPO LE TRASFERTE DI LAVORO NON MI PERMETTONO DI ALLENARMI CON COSTANZA, PECCATO PERCHÉ AVEVO INIZIATO BENE...
Potete fare la vostra ginnastichina ovunque, anche in albergo, ogni mattina, senza il minimo problema.

DA SOLA SONO POCO MOTIVATA, MAGARI SE POTESSI ALLENARMI INSIEME A QUALCUNO SAREBBE PIÙ FACILE, MA NON MI PIACE ANDARE IN PALESTRA.
Esistono formule infinite per allenarsi con le amiche, i compagni, i figli, i vicini di condominio e persino i propri cani. Scegliete l'antiallenamento che più si addice alla vostra socialità. La ginnastichina è molto social.

PERCHÉ LE ALTRE ANTIALLIEVE RIESCONO AD ALLENARSI CON COSTANZA, MENTRE IO HO COSÌ POCA MOTIVAZIONE?
La motivazione potete trovarla in voi stesse, dandovi degli obiettivi raggiungibili, ma potete anche cercarla nel gruppo di antiallieve che prima di voi è riuscito a superare la fatica (poca) e la pigrizia (tanta). Leggendo i racconti delle altre antiallieve capirete che alla fine siete tutte diverse ma anche tutte simili, soprattutto nel cercare alibi.

NON SONO MAI RIUSCITA A ESSERE COSTANTE IN UNA PRATICA SPORTIVA, PERCHÉ QUESTA VOLTA DOVREBBE ESSERE DIVERSO?
Perché la ginnastichina non vi farà annoiare. Gli esercizi cambiano, le sequenze sono studiate per incontrare le vostre esigenze, e poi perché le antiallieve sono "zimpatiche" e si sostengono a vicenda, senza nessuna competizione o gara. Nessuna resta indietro, nessuna arriva ultima!

HO SCOPERTO UN NUOVO MANTRA

Ciao Fede,
ho comprato il pacchetto "Gambe e polpacci snelli" dopo aver seguito il tuo profilo social per oltre un anno. Leggevo le storie delle antiallieve e vivevo sensazioni contrastanti: da un lato nutrivo una forte ammirazione per tutte loro, ed ero attratta dal fatto che secondo i commenti la ginnastichina fosse assolutamente affrontabile da tutti e divertente, dall'altro ero molto spaventata dalla mia pigrizia, dai traumi pregressi legati all'attività fisica e dalle battutine che negli anni mi ero sentita fare dagli insegnanti di educazione fisica.

Tutto questo ha fatto sì che lasciassi passare ben 5 mesi tra l'acquisto della scheda e l'avvio dell'antiallenamento. Mi sentivo stanca e nella mia mente risuonavano questi due mantra: "quello che fai non sarà mai sufficiente" e "hai il fisico di una lanciatrice del peso".
Poi, un paio di giorni dopo il primo allenamento, si è compiuta la magia: avevo voglia di allenarmi di nuovo. L'ho fatto e, alla fine degli esercizi, mi sono detta: "magari non sarà abbastanza, ma è già qualcosa…". Ecco il mio nuovo mantra. Il giorno successivo sono andata a fare una camminata all'aperto, quello dopo ancora sono riuscita a fare tutte e 10 le sforbiciate previste, quando invece la prima volta mi ero fermata solo a metà.

Fede, non so come finirà questa cosa, non so nemmeno dirti se sarò costante nel tempo e quanto il mio fisico cambierà. So solo che in 26 anni di rapporto conflittuale con il mio corpo e con qualsiasi attività fisica, questa è la prima volta in cui mi sembra che stia succedendo qualcosa. Non è poco, direi.

#MOTIVESCION #FANCULINOALBULLISMO #NUOVIMANTRA #SATISFESCION

CAPITOLO 7

GNOCCANZAINSALUTE: BENESSERE E ALLEGRIA

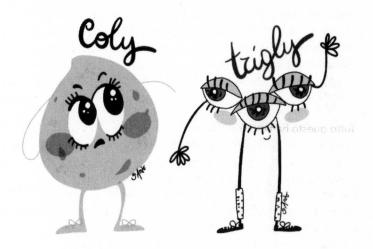

#HOMEFITNESS

Gli effetti benefici della ginnastichina
sono la conseguenza di buone pratiche
e belle intenzioni. Nelle prossime pagine
vi voglio spiegare come ridurre al massimo
i danni collaterali che un'attività fisica
errata può procurarvi e, al contempo,
come massimizzare i risultati.

F in qui abbiamo riso molto e imparato un po' di concetti importanti, abbiamo valutato a fondo i motivi più futili e divertenti per abbracciare con slancio la pratica della ginnastichina (in primis quello estetico, ovviamente!), abbiamo perfino giocato ad accampare le scuse più creative per evitare di allenarci. Ora è venuto il momento di parlare di una cosa della massima serietà, il fulcro centrale della filosofia della ginnastichina: la **GNOCCANZAINSALUTE**, che tradotto nel gergo comune significa porre l'attenzione sui benefici che la pratica di un'**ATTIVITÀ FISICA A BASSO IMPATTO** produce sul nostro organismo in qualsiasi momento della vita.

Prima, però, ripassiamo i concetti di base: che cosa differenzia il fitness ad alto impatto da quello a basso impatto? Senza dubbio il carico di lavoro che viene distribuito sul nostro corpo e, di conseguenza, il rischio di sviluppare traumi e affaticamento, uniti all'intensità e alla durata dello sforzo compiuto, che nel fitness ad alto impatto viene spesso condotto oltre la soglia del limite massimo percepito.

Dunque, abbiamo visto che i criteri per rendere produttivo un allenamento sono la **COSTANZA** e la **PROGRESSIONE NEL TEMPO**, quindi ogni sforzo che vada oltre la giusta misura ci espone, nel migliore dei casi, al pericolo di pause forzate o di dolori muscolo-scheletrici, nel peggiore al logoramento progressivo dell'apparato muscolo-scheletrico.

Fatta questa doverosa premessa, è giusto ripetere ancora una volta che praticare un'attività fisica a "basso impatto" non significa allenarsi poco e quando se ne ha voglia, ma soltanto **"RISPETTARE LA PROPRIA ZONA DI ALLENAMENTO FISICO E MENTALE E MANTENERLA ATTIVA NEL TEMPO"**, con esercizi che stimolino muscoli, tendini, ossa e cervello, possibilmente anche in maniera divertente.

L'IMPORTANZA DELLA RESPIRAZIONE

Quando svolgiamo una pratica sportiva allenante, per prima cosa dobbiamo pensare all'elemento che rende potente ed efficace il nostro esercizio: la respirazione. Respirare correttamente è, infatti, il primo gradino, non semplice da superare, per trasformare un puro movimento del corpo in un **ATTIVATORE DI BENESSERE INTERIORE E FISICO**. Forse non tutti lo sanno, ma è attraverso la respirazione che ossigeniamo le cellule, portiamo l'attenzione dall'esterno verso l'interno del nostro corpo e sciogliamo le tensioni dei muscoli e delle articolazioni. Più riuscirete a respirare correttamente e più infonderete potenza nel vostro allenamento. Ricordate anche che fare un esercizio senza respirare nella maniera giusta è come farlo a metà. Ma come si fa a respirare correttamente, mi chiederete? Innanzitutto usando sia il naso sia la bocca: si

L'IMPORTANZA DELL'ATTIVITÀ A BASSO IMPATTO NELLE FASI DELLA VITA

di dott.ssa Fabrizia Graziani - Medico di famiglia

Lo svolgimento di una corretta attività fisica è consigliato in ogni momento della vita di un individuo, dal momento che **FAVORISCE LA SALUTE E IL BENESSERE DELL'ORGANISMO**. Vediamo quali sono i suoi benefici nelle diverse fasi della vita.

NELL'INFANZIA

In questa fascia d'età ci riferiamo all'attività ludico-sportiva, che serve a **STIMOLARE LO SVILUPPO DELLE CAPACITÀ DI COORDINAZIONE.** I principali benefici sono:

✔ sviluppo di tessuti osteomuscolari sani e riduzione del rischio di fratture;

✔ sviluppo di un apparato cardiovascolare sano;

✔ sviluppo neuromuscolare (per esempio il coordinamento e il controllo dei movimenti);

✔ mantenimento di un adeguato peso corporeo e prevenzione dell'obesità infantile;

✔ relazione positiva tra fitness e fattori di rischio cardiovascolare simile a quella che si verifica per gli adulti;

✔ miglioramento delle performance scolastiche.

NELL'ADOLESCENZA

Nei ragazzi si raggiunge una migliore maturazione biologica che permette di **APPRENDERE IL GESTO SPORTIVO**, sia per quanto riguarda gli sport individuali sia per quelli di squadra. I principali benefici sono:

✔ rinforzo dell'apparato osteoarticolare: nell'adolescenza si forma il 36% dello scheletro e gli adolescenti che non svolgono attività fisica hanno ossa più fragili;

✔ benefici psicosociali: l'attività fisica è utile nel trattamento dei sintomi di ansia e depressione; inoltre migliora l'autostima, nonché l'interazione e l'integrazione sociali;

✔ i giovani fisicamente attivi adottano più facilmente comportamenti corretti (per esempio nei confronti di fumo, alcol e droghe).

NELL'ETÀ ADULTA

È dimostrato che il normale svolgimento di un'attività sportiva in età adulta può **ABBASSARE I FATTORI DI RISCHIO PER ALCUNE PATOLOGIE COMUNI**, come per esempio:

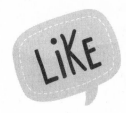

- ✔ coronaropatia e ictus (riduzione del rischio del 20-35%);
- ✔ diabete di tipo 2 (riduzione del rischio del 35-50%);
- ✔ tumore del colon (riduzione del rischio del 30-50%);
- ✔ tumore della mammella (riduzione del rischio del 20%);
- ✔ frattura del femore (riduzione del rischio del 36-68%);
- ✔ depressione (riduzione del rischio del 20-30%);
- ✔ morbo di Alzheimer (riduzione del rischio del 40-45%);
- ✔ morte (riduzione del rischio del 20-35%);

NEGLI ANZIANI

L'esercizio fisico **RALLENTA I PROCESSI DELL'INVECCHIAMENTO E MIGLIORA LA PERFORMANCE CARDIACA.** Uno stile di vita attivo in età avanzata previene, infatti, le malattie cardiovascolari e incrementa in modo significativo l'aspettativa di vita, sia negli uomini sia nelle donne. In generale, negli anziani l'esercizio fisico **MIGLIORA IL TONO MUSCOLARE E LA CAPACITÀ DI MOVIMENTO**, riducendo il pericolo di osteoporosi e aumentando il rilascio di mediatori neurormonali quali endorfine e serotonina, che conferiscono una sensazione di benessere generale. Gli aspetti positivi di una regolare attività fisica sono molteplici:

- ✔ riduzione del rischio di morte improvvisa, per infarto o per malattie cardiache in generale;
- ✔ riduzione fino al 50% del rischio di sviluppo di tumori del colon;
- ✔ riduzione fino al 50% del rischio di sviluppo del diabete di tipo 2;
- ✔ prevenzione o riduzione dell'ipertensione;
- ✔ prevenzione o riduzione dell'osteoporosi, con diminuzione fino al 50% del rischio di frattura dell'anca nelle donne;
- ✔ riduzione del rischio di sviluppo di patologie osteoarticolari;
- ✔ riduzione del rischio di sviluppare deficit cognitivo e demenza;
- ✔ riduzione dei sintomi di ansia, stress, depressione, solitudine e insonnia;
- ✔ calo del peso e diminuzione del rischio di obesità, con benefici superiori del 50% rispetto a chi ha uno stile di vita sedentario.

L'AZIONE DELL'ATTIVITÀ A BASSO IMPATTO SU ALCUNE PATOLOGIE

di dott.ssa Fabrizia Graziani - Medico di famiglia

PROBLEMI CARDIOVASCOLARI

Gli studi dimostrano che chi svolge almeno 150 minuti di attività fisica di moderata intensità alla settimana mostra un **RISCHIO RIDOTTO DEL 14% DI SVILUPPARE MALATTIE CORONARICHE** rispetto a chi non svolge alcuna attività. Inoltre, praticare fino a 75 minuti di camminata veloce a settimana può portare a un **AUMENTO DELL'ASPETTATIVA DI VITA DOPO I 40 ANNI** di circa 1,8 anni, rispetto a chi non svolge alcuna attività, arrivando, nel caso di allenamento costante nel tempo, fino a un aumento di 3-4 anni. Dopo un evento cardiovascolare acuto (prevenzione secondaria), la pratica dell'attività fisica consente un **RECUPERO PIÙ RAPIDO**, con ripresa delle normali attività, compresa quella lavorativa.

DIABETE

È provato l'effetto preventivo dell'attività fisica, moderata o vigorosa ma costante, con una **RIDUZIONE DEL 30% DEL RISCHIO DI COMPARSA DELLA MALATTIA PER I SOGGETTI ATTIVI** rispetto a quelli sedentari.

SOVRAPPESO E OBESITÀ

La combinazione di un Indice di Massa Corporea elevato ($\geq$25 kg/m^2) e sedentarietà ($\leq$3,5 ore di attività fisica alla settimana) è responsabile del 59% delle morti premature per cause cardiovascolari. **LA PRESENZA DI SOVRAPPESO O DI OBESITÀ PREDISPONE, INOLTRE, ALLA COMPROMISSIONE FUNZIONALE DELLA MOBILITÀ.** È sufficiente un aumento del 5% dell'IMC affinché si determinino limitazioni della mobilità della parte inferiore del corpo, con ricadute sulle attività della vita quotidiana.

TUMORI

Secondo stime del World Cancer Research Fund, il 20-25% dei casi di tumore sarebbe da attribuire a un bilancio energetico "troppo" ricco, in pratica all'alimentazione eccessiva e alla sedentarietà, per questo **L'ATTIVITÀ FISICA SEMBREREBBE ASSOCIATA A UNA RIDUZIONE DEL RISCHIO ONCOLOGICO COMPLESSIVO.**

inspira dal primo e si espira dalla seconda. Si inspira prima di iniziare a compiere un movimento e si espira nella fase di massimo sforzo. Adesso sono certa che state pensando a tutte le volte che avete svolto un esercizio in apnea, come se aveste una molletta da bucato sul naso, vero? Ecco, questo è forse il peggiore errore che potete commettere, insieme a quello di mantenere il corpo in posizioni disallineate durante gli esercizi a terra. Nel primo caso, cioè l'apnea, non state coinvolgendo al meglio i muscoli dell'addome, quelli del famoso **"CORE"**, che non è il cuore detto in romanesco, ma la parte centrale del nostro corpo, quella che ci sorregge, ci fornisce stabilità fisica e si attiva attraverso un processo mentale. Il secondo problema, quello del disallineamento, è figlio del primo.

Facciamo un esempio: un'apnea prolungata nell'esecuzione di esercizi addominali produce delle pressioni intraddominali pericolose e una scarsa ossigenazione di muscoli e cervello, con conseguenti affaticamento, dolore e perdita della postura corretta. Al contrario, attivando una respirazione adeguata permettete al muscolo trasverso dell'addome di lavorare in maniera profonda, cosa che, abbinata a una sensibile riduzione delle porzioni di lasagne al ragù ingurgitate, vi regalerà un **VITINO DA VESPA!**

Endorfine e serotonina

Senz'altro le avete già sentite nominare. Di solito stanno sempre insieme, come Stanlio e Ollio, e sono **ORMONI CHE FA-**

VORISCONO IL BUONUMORE e migliorano il nostro stato di felicità. L'attività sportiva stimola la produzione di questi ormoni e, per questo motivo, dopo che vi siete allenate generalmente vi sentite forti come leonesse e di ottimo umore, tanto che potete anche affrontare quella telefonata che rimandavate da tempo o altre piccole seccature. Se poi, invece delle solite sequenze noiose, scegliete un allenamento divertente, magari con una fase di riscaldamento ballata sulle note della vostra canzone preferita, allora vedrete che gli ormoni del buonumore saranno ancora più arzilli e voi starete **BEATAMENTE AL TOP!** Ovviamente, per mantenersi costantemente felicione è necessario non esagerare, cioè non stressare l'organismo e non sottoporlo a sforzi che oltrepassano la normale soglia di sopportazione, altrimenti arriva il cortisolo, un altro ormone però kattivone che libera adrenalina, aumenta la pressione sanguigna per far fronte allo sforzo e vi conduce in una zona di affaticamento nella quale potreste scoprire di non essere più così felicione. Ho semplificato un po' le cose per onore di divulgazione, ma trovate tutto ben spiegato nel box a pagina 136. Ora ripetete con me:

✔ **L'ATTIVITÀ FISICA FA BENE ALLA SALUTE;**
✔ **L'ATTIVITÀ FISICA LIBERA ENDORFINE;**
✔ **L'ATTIVITÀ FISICA RENDE FELICI.**

E allora, direte voi, come si spiegano i dolori post-allenamento? E la fatica che persiste ben oltre lo sforzo? Vi rispondo subito: si spiegano con il fatto che probabilmente non state eseguendo gli esercizi nel modo più corretto, oppure avete scelto una formula di allenamento che non è adatta a voi. Esistono alcuni errori tipici che possono provocare rigidità, dolori muscolari, oppure affaticamento del fisico: li riscontro in molte delle mie antiallieve e spesso non vengono corretti dai personal trainer. Sapete che sono un po' burlona e che mi piace giocare sempre con le parole per cercare di rendere tutto più lieve, quindi ho pensato di **DARE DEI NOMIGNOLI A QUESTI ERRORINI**, che devono essere corretti al più presto se volete restare in salute e diventare delle vere gnocche! E ora vi spiego come.

NOCCIOLINA TRA LE CHIAPPE

Nocciolina tra le chiappe, nocciolina tra le chiappe... Dovete pronunciare questa frase (a voce alta o solo mentalmente) ogni volta che eseguite gli slanci a gamba tesa, gli squat oppure le spinte verso l'alto delle gambe ad angolo retto in quadrupedia. Mentre la ripetete come un mantra, **VISUALIZZATE I VOSTRI GLUTEI**, le famose **"CIAPET"**, e immaginate di tenere ferma tra le natiche una nocciolina americana. Strizzate i muscoli come se fossero uno schiaccianoci. Ho reso l'idea? Questo serve a mantenere contratti i glutei durante l'esecuzione dell'esercizio, perché altrimenti i muscoli resterebbero molli come la pasta che mi cucinava suor Agata ai tempi della scuola, e voi avreste un minor beneficio e una maggiore probabilità di lavorare con il corpo fuori asse, procurandovi inutili dolori e perdita di equilibrio durante l'esecuzione dell'esercizio. Ricordate che la ginnastichina serve a ottimizzare lo sforzo: meno sequenze, ma tutte ben fatte.

Non "spanciare", non "skiulare"

Questo è un altro mantra che ripeto ossessivamente alle mie antiallieve, ma è anche uno degli **ERRORINI PIÙ FREQUENTI** che riscontro nelle persone che praticano fitness. Vi siete mai chieste come mai, nonostante l'allenamento costante, il giorno successivo a quello in cui avete eseguito degli addominali sentite dolore? Ve lo spiego io: vi succede perché avete dimenticato di stringere la nocciolina tra le "ciapet", ma anche di attivare i muscoli della parete addominale.

Detto in maniera semplice, avete assunto una postura "spanciata" spingendo il vostro bel sederino in fuori, senza attivare i muscoli e senza controllare la respirazione. Sia che eseguiate un esercizio in piedi sia che lo eseguiate a terra, sul tappetino, dovete sempre **TENERE IL PANCINO "IN DENTRO"**, senza esasperare la contrazione.

Fate gli addominali o i "collominali"?

Per dindirindina, si può dire "collominali"? La risposta è sì, vi autorizzo a dirlo ogni volta che vedete qualcuno eseguire i crunch mettendo a rischio le zone cervicale e lombare. Quindi, se proprio volete fare qualche crunch ogni tanto, vi consiglio di eseguire pochissime ripetizioni, perché è un esercizio che aumenta la pressione intraddominale. Se volete evitare ripercussioni, almeno eseguitelo correttamente! Nella maggior parte delle palestre e dei video che potete trovare online vi insegnano a eseguire questo esercizio tenendo i gomiti aperti, lo sguardo rivolto verso l'alto e le mani appoggiate alle tempie. Ecco, questi sono esattamente quelli che io definisco **"COLLOMINALI"**. Invece, apportando queste semplici modifiche all'esecuzione dell'esercizio anche i crunch possono diventare un po' più **BRAVONI**:

✔ **INCROCIATE LE MANI E USATELE PER SOSTENERE LA BASE DEL CAPO;**
✔ **TENETE I GOMITI RIGOROSAMENTE STRETTI;**
✔ **MANTENETE LO SGUARDO RIVOLTO VERSO IL BASSO;**
✔ **ESPIRATE QUANDO SOLLEVATE IL CAPO E LE SCAPOLE**, svuotando la pancia e facendo scendere l'ombelico.

Ricordate che per tonificare gli addominali è necessario un allenamento vario, che stimoli la muscolatura di tutta la parete addominale, possibilmente preservando la muscolatura del collo, quella pelvica e la colonna vertebrale. Il rotolino di ciccia si minimizza, innanzitutto, con una sana alimentazione, alla quale abbinare esercizi di tonificazione e una buona attività aerobica.

TENDINITE & TALLONITE

Questi, e molti altri problemi fisici, possono essere causati anche da allenamenti errati, che prevedono troppi salti o

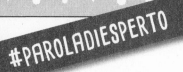

GINNASTICHINA E FISIATRIA

di dott. Matteo Schlechtleitner - Medicina fisica e riabilitativa

Ciascuna componente strutturale del corpo umano (muscoli, tendini e altri tessuti connettivi) ha delle proprietà definite dalla struttura stessa e, fra queste, troviamo la cosiddetta **"RESISTENZA MECCANICA"**. Prima di iniziare una qualsiasi attività sportiva è importante sapere che tutto si può allenare, ma tutto si può rompere.

MUSCOLI, TENDINI E CARTILAGINI

Se, per ipotesi, allunghiamo un legamento per più del 4% della sua lunghezza complessiva, iniziano a manifestarsi **LESIONI MICROSCOPICHE DEL TESSUTO.** Arrivando fino all'8% si ha la **ROTTURA MACROSCOPICA DELLA STRUTTURA LEGAMENTOSA O TENDINEA**, che ha come conseguenza uno stiramento o una distorsione.

Nonostante le cartilagini siano dei tessuti molto resistenti, bisogna considerare che molte di loro dovranno sopportare una vita intera di stress. La cartilagine non contiene né vasi sanguigni né nervi, bensì il nutrimento è assicurato dalle azioni di spremitura e aspirazione generate dai movimenti articolari che provocano continue compressioni e decompressioni.

Il motivo per cui, con l'età, aumenta il rischio di ernia del disco è che, invecchiando, esso tende a deidratarsi e si riduce lentamente a tessuto fibroso. È per questo che **IL MOVIMENTO È IMPORTANTE, PERCHÉ PREVIENE LA DISIDRATAZIONE DEL DISCO**, indipendentemente dall'intensità dell'esercizio stesso.

Passando ai tendini, consideriamo che, durante la corsa, un tendine di Achille può arrivare a sostenere forze oltre 10 volte superiori al peso corporeo. In pratica, è raro che il muscolo sviluppi tensioni superiori a un terzo di quelle necessarie per rompere il tendine, anche nel corso di attività motorie come la corsa o il salto. Tuttavia, **È POSSIBILE CHE SI VERIFICHINO MICROLESIONI CAUSATE DA LIVELLI DI TENSIONE ANCHE MOLTO INFERIORI A QUELLI DI ROTTURA.** Per questo è sconsigliabile eseguire in maniera reiterata esercizi a piedi scalzi che sollecitino il tendine di Achille. Una calzatura adeguata fornisce un buon grado di protezione della struttura tendinea, senza andare a inficiare in alcun modo l'allenamento.

Nel caso di condizioni patologiche causate da fattori come l'invecchiamento e l'immobilità, si può verificare un indebolimento del tendine, che ne riduce la sua rigidità, cioè la resistenza alla deformazione. All'estremo opposto, in particolari situazioni di ipertrofia muscolare (pensiamo per esempio ai body builder), un gesto atletico istantaneo può causare la rottura del tendine, in quanto la resistenza di quest'ultimo non segue di pari passo lo sviluppo muscolare.

E i muscoli? Prima di lacerarsi, un muscolo può essere stirato passivamente fino quasi a raddoppiare la propria lunghezza di riposo. Si pensi agli esercizi di stretching: sono già efficaci nel momento in cui si "sentono tirare" i muscoli. Un ulteriore aumento di tensione sarebbe più proficuo ai fini della buona riuscita dell'esercizio? No, anzi, sarebbe addirittura dannoso: **IL MUSCOLO POTREBBE LACERARSI E QUESTA LACERAZIONE SAREBBE RIPARATA CON TESSUTO CICATRIZIALE** che, essendo meno estensibile e resistente, predisporrebbe a ulteriori traumi.

ALLENAMENTO: L'IMPORTANZA DI SCEGLIERE IN BASE A FATTORI INDIVIDUALI

Detto questo, è evidente che essere **CONSAPEVOLI DEI LIMITI DEL PROPRIO CORPO E DELLE SUE STRUTTURE** è importante. Quindi come ci si deve allenare? "In primis non nocere". **NON SI DEVE ARRIVARE ALLA SOGLIA DEL DANNO** che, come abbiamo visto, è soggettiva e dipende dalla condizione di base del soggetto. In secondo luogo, l'allenamento dipende dagli obiettivi che ci poniamo. In generale, un muscolo diventa più forte se è sottoposto a esercizi di potenziamento e meno affaticabile se è sottoposto a esercizi di resistenza.

Inoltre, **IL POTERE ALLENANTE DI UN ESERCIZIO VARIA IN RAPPORTO A FATTORI INDIVIDUALI:** per esempio, i soggetti sedentari sono più suscettibili a rapidi miglioramenti rispetto agli atleti. E questo è un buon incoraggiamento per chi vuole iniziare una pratica sportiva!

sollecitazioni della pianta del piede, soprattutto se li eseguite a piedi scalzi e se siete in sovrappeso. Se non avete una buona muscolatura, adatta a sorreggere il vostro corpo e le articolazioni durante il movimento, non dovete mai trascurare l'uso di un'ottima calzatura, che dovreste scegliere facendovi aiutare da un esperto (ci sono molti negozi che hanno strumenti per testare l'appoggio del piede e fornirvi una consulenza in merito). Inoltre, dovete fare attenzione a non sollecitare troppo la colonna vertebrale, rischiando lo sviluppo di ernie o protrusioni. Correte e saltellate sempre indossando le scarpe giuste e toglietele solo per eseguire il lavoro a terra, dove invece è necessario non limitare la flessione e la distensione della caviglia, che funge da pompa per favorire il ritorno venoso del sangue. LO ZAPEVATE? Fatelo.

E ora che abbiamo visto uno per uno quali sono gli errori più comuni che dovete evitare, voglio parlarvi di un'altra cosa che mi sta molto a cuore. In questi anni mi è capitato spesso di sentirmi dire dalle nuove antiallieve frasi di questo tipo: "Non mi alleno perché odio i burpees... mi fanno girare la testa". "Dopo due minuti di corsa mi viene il fiatone e rinuncio a proseguire". "Ho smesso di andare in palestra perché facendo lo squat con il bilanciere il giorno dopo ho avuto mal di schiena". Probabilmente molte di voi si riconosceranno almeno in una di queste affermazioni; beh, voglio dirvi che nessun esercizio è in assoluto KATTIVONE.

Tutto dipende da come viene eseguito, dalla quantità di ripetizioni, dal livello di preparazione fisica e dallo stato di salute di chi lo pratica. Quindi ora vedremo insieme qualche trucchetto che vi aiuterà ad allenarvi con piacere, trasformando gli **ESERCIZI KATTIVONI DEL FITNESS** negli **ESERCIZIETTI BRAVONI DELLA GINNASTICHINA!**

I KATTIVONI DEL FITNESS: LA CORSA COME FORREST GUMP

Dimagrire significa cambiare la propria composizione corporea, diminuendo la percentuale di grasso e aumentando la quota muscolare, cioè la massa magra. Per ottenere questo risultato nella maniera corretta, non smetterò mai di ripeterlo, servono allenamenti completi che uniscano una fase cardiovascolare di attività aerobica, una fase di tonificazione a corpo libero o con l'aggiunta di carichi e uno stretching finale. La sola corsa, invece, non tonifica in maniera profonda ed è sconsigliata per chi è in sovrappeso perché, come vi ho già detto, grava sulla colonna vertebrale e sulle articolazioni. Ricordate anche che la corsa non è amica del vostro pavimento pelvico, quindi, se proprio volete correre, fatelo per pochi minuti, alternando la corsa alla camminata veloce.

I BRAVONI DELLA GINNASTICHINA: IL "3+2"

Alle neofite della ginnastichina consiglio sempre di iniziare con un ottimo **WALKING MIX** all'aria aperta che alterni 3 minuti di camminata veloce a 2 minuti di corsa. Io lo chiamo semplicemente "3+2", ed è un ottimo compromesso, soprattutto per chi è alle prime armi. Qualcuna di voi potrebbe obiettare che anche 2 soli minuti di corsa consecutivi sono troppi. Beh, sappiate che il segreto per migliorare la propria resistenza è dosare bene il ritmo (cioè la velocità della corsa) e respirare in maniera corretta, come vi ho spiegato poco fa. Mentre correte, non smettete mai di ascoltare il vostro corpo. La cosa più sbagliata è partire "A RAZZO"! Aumentate, invece, la velocità in maniera progressiva e fate attenzione a mantenere un ritmo costante, che non vi faccia andare in iperaffanno. Vedrete che nel giro di poche settimane la vostra resistenza avrà fatto passi da gigante.

I KATTIVONI DEL FITNESS: I BURPEES

Sì proprio loro, quelli che vi fanno venire il VOMITINO se superate un certo numero di ripetizioni. Senza dubbio si possono definire un esercizio completo, sia dal punto di vista cardiovascolare sia da quello del controllo e del rinforzo muscolare, ma non sono per tutti e, come ogni pratica fitness, vanno provati e tarati a seconda del vostro livello di allenamento.

Esistono diverse varianti di questo esercizio. La più comune è quella che inizia con un balzo verso l'alto che si conclude appoggiando le mani a terra con le braccia distese; con un altro balzo si portano i piedi indietro, realizzando un plank a braccia tese, per poi eseguire un piegamento sulle braccia in perfetto "military style". A questo punto, un altro balzo vi permetterà di avvicinare i piedi alla testa per poi ritornare nella stazione eretta. Vi sembra semplice? No, vi assicuro che non lo è. E il problema non è solo "come" eseguirlo, ma anche quante volte ripeterlo consecutivamente. Se avete avuto a che fare con un personal trainer votato alla filosofia del **"NO PAIN NO GAIN"**, probabilmente vi avrà suggerito di svolgerlo molto velocemente e al massimo delle ripetizioni possibili in un tempo prestabilito. Niente di più sbagliato. Un'esecuzione frettolosa e imprecisa è pericolosa, non solo perché potrebbe causarvi infortuni, ma anche perché ritornare in posizione eretta troppo velocemente può provocare una sensazione di forte nausea e di giramento di testa.

I BRAVONI DELLA GINNASTICHINA: GLI SWEET BURPEES

Anche un esercizio come il burpee, temuto da tutti, può diventare più **CARINO** e **ZIMPATICO** con qualche piccolo accorgimento. Intanto, nella ginnastichina il burpee diventa più dolce e si trova a convivere con un bel **"SWEET"**. E ora vediamo come fare per aggiungere un po' di zucchero a questo kattivone. Innanzitutto, non importa quanto sia complicato: dimenticate per un attimo salti, balzi, piegamenti, giravolte, capovolte... la cosa fondamentale è la precisione dell'esecuzione. Concentratevi sulla respirazione, inspirando dal naso ed espirando dalla bocca, e riposatevi sempre tra un burpee e l'altro. Potete eseguirne anche una serie di 10-12 ma, tra una ripetizione e l'altra, camminate e respirate profondamente.

Un altro suggerimento importante è quello di tornare in posizione eretta molto lentamente, srotolando la colonna vertebrale vertebra dopo vertebra. Questo accorgimento non solo preserverà la vostra schiena, ma vi eviterà di provare la sgradevole sensazione di capogiro che spesso accompagna questo esercizio. Se poi siete alle prime armi, almeno per le prime volte evitate i salti e i piegamenti ed eseguite lo sweet burpee in maniera statica e a braccia tese.

I KATTIVONI DEL FITNESS: LO SQUAT CON BILANCIERE

Lo squat è un esercizio importante, sia per il rinforzo muscolare sia per la *remise en forme* estetica di cosce e glutei. Anche in questo caso, però, sono necessari alcuni accorgimenti: inizialmente lo squat va eseguito a corpo libero, senza carichi aggiunti. Soltanto una volta che avrete imparato a compiere correttamente il movimento, potrete aumentare via via il numero di ripetizioni e aggiungere eventuali carichi.

L'uso del bilanciere ha un'unica funzione: L'IPERTROFIA, cioè l'aumento del volume di glutei e cosce. Se, invece, il vostro obiettivo è una semplice tonificazione generale non è necessario sovraccaricarvi con inutili pesi. Ricordatevi che se siete in sovrappeso avete già il vostro carico da sopportare, quindi, a maggior ragione, iniziate sempre con un allenamento a corpo libero.

I BRAVONI DELLA GINNASTICHINA: LO SWEET SQUAT

Alle mie antiallieve che desiderano rendere il semplice squat a corpo libero un po' più impegnativo dal punto di vista muscolare e consiglio sempre una versione più dolce rispetto a quella che prevede l'uso del bilanciere: lo sweet squat, cioè uno squat da eseguire con l'aggiunta di un kettlebell di peso non superiore a 8 chili. Si fa in questo modo: in posizione eretta, con le spalle ben aperte e lontane dalle orecchie, le gambe divaricate, i piedi ben appoggiati a terra e il peso del corpo caricato prevalentemente sui talloni, si afferra con entrambe le mani il kettlebell e si piegano le gambe fino a scendere con il bacino in linea con le ginocchia. Inspirate mentre scendete lentamente ed espirate risalendo più velocemente. Fate attenzione a mantenere la retroversione del bacino e a non **"SPANCIARE"**.

I KATTIVONI DEL FITNESS: L'ADDUCTOR MACHINE IN SALA PESI

È l'esercizio immancabile in tutte le schede femminili proposte da qualsiasi palestra. Scommetto che l'avete provato anche voi: vi sedete e caricate con un certo peso un macchinario che agisce sull'interno coscia. Spesso, però, basta esagerare un po' con il carico, o con il numero di serie o di ripetizioni, e si rischiano contratture pericolose, soprattutto per noi **FEMMINUCCE**. Per questo il mio consiglio è fare sempre attenzione a preservare la muscolatura, a maggior ragione quella del pavimento pelvico, senza stressarla e infiammarla con pesi e allenamenti eccessivi.

I BRAVONI DELLA GINNASTICHINA: LA FARFALLA

Un esercizio meno invasivo, ma comunque efficace per la tonificazione dell'interno coscia, è la farfalla a corpo libero. Basta sdraiarsi supine sul tappetino, con le braccia distese a terra e i polsi in linea con le spalle; le gambe devono essere distese verso l'alto e perpendicolari al pavimento.

Ora aprite e chiudete contemporaneamente le gambe e le braccia. Non vi sentite già come una farfalla che sbatte le ali? Mi raccomando, fate movimenti veloci quando chiudete gli arti e più lenti quando li riaprite. Focalizzate la vostra attenzione sull'interno coscia e tenete la lombare ben appoggiata a terra mentre strizzate le **"CIAPET"**.

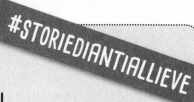

 ## MAI PIÙ "COLLOMINALI"!

Ciao Fede,
da anni soffro di mal di schiena e di cervicale. Ricordo ancora che
ai tempi della scuola la professoressa di educazione fisica (una vera
invasata... lasciamelo dire) ci obbligava a fare gli addominali in coppia:
il compagno o la compagna di turno seduti sui piedi e tu che
in 60 secondi cronometrati dovevi riuscire a eseguire un numero
per lei accettabile di addominali, altrimenti ti urlava addosso.
Inutile dirti che li facevo nella maniera più sbagliata, mi sono sempre
procurata dolori al collo e alla zona lombare e, a distanza di anni,
continuavo a detestarli con tutta me stessa.

Anche da adulta non è cambiato granché: in tutti i corsi di fitness
che ho frequentato mi sono ritrovata a fare sessioni estenuanti
di addominali, a volte fino a 200 ripetizioni. Ogni volta mi domandavo:
"perché non sento MAI lavorare i muscoli della zona addominale e,
in compenso, mi ritrovo sempre con un gran dolore al collo?".
Tutti i personal trainer con cui ho avuto a che fare mi hanno sempre
ripetuto di guardare in alto e di tenere il collo teso.

Poi ho scoperto la ginnastichina, ho acquistato il mio primo
antiallenamento e tu mi hai spiegato che per fare gli addominali
senza farmi del male dovevo tenere i gomiti stretti e lo sguardo
rivolto verso il basso. All'inizio ero un po' timorosa (dopo anni di dolori
e frequentazione di fisioterapisti, non puoi darmi torto). Mi chiedevo
perché il tuo metodo fosse diverso da quello di tutti gli altri. Alla fine,
mi sono convinta a provarci, e indovina? Non solo non mi hanno
procurato fastidi, ma è sparito anche un dolorino che credevo cronico.
A dimostrazione che il rinforzo non scriteriato delle pareti addominali
va a tutto vantaggio della schiena. @informaconfede tutta la vita!

#ADDOME #NODOLORE #SALUTEEBENESSERE #INFORMACONFEDE

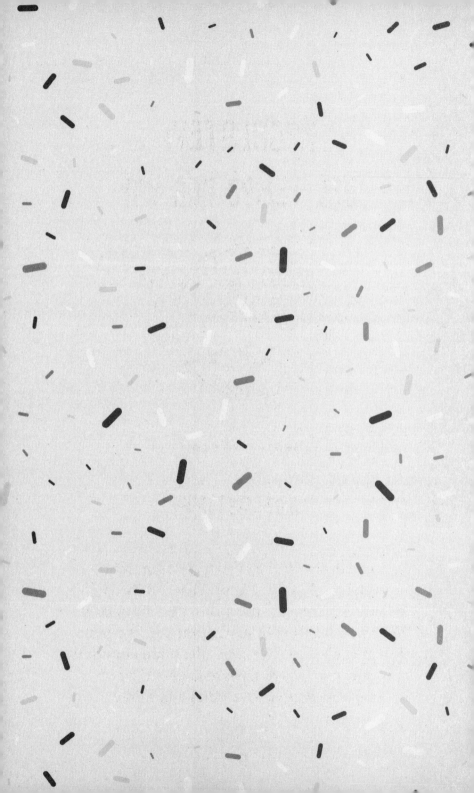

Capitolo 8

Regalatevi del tempo per voi

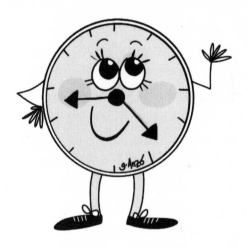

#RELAXTIME

A che ora preferite allenarvi? Al mattino,
perché ha l'oro in bocca? Alla sera, perché
è l'unico momento in cui riuscite a ritagliarvi
del tempo per voi? In pausa pranzo? Facciamo
chiarezza e ordine in mezzo alle tante abitudini
e cerchiamo di trovare la giusta via
per conciliare la comodità e la salute.

Partiamo subito con una precisazione necessaria: se è vero che potete fare la ginnastichina quando e dove volete, e questo è senz'altro uno dei suoi punti di forza, è altrettanto vero che si tratta pur sempre di un allenamento fitness, che coinvolge il cuore e i muscoli, e per questo deve tenere in considerazione alcune regole.

L'ideale, come dico sempre alle mie antiallieve, sarebbe **FARE ATTIVITÀ FISICA LONTANO DAI PASTI PRINCIPALI** e, preferibilmente, prima delle 20. Come a dire che la ginnastichina va fatta in fascia protetta!

Allenarsi lontano dai pasti serve a salvaguardare il processo della digestione, durante il quale il sangue è richiamato nello stomaco, che a sua volta è impegnato a digerire quello di cui vi siete rimpinzate. Quindi, se sottoponete il vostro cuore, già coinvolto nella digestione, all'ulteriore sforzo generato dall'allenamento, questo potrebbe andare in sofferenza, fino a incorrere, nei casi estremi, anche in situazioni pericolose.

L'allenamento serale, invece, oltre al fatto di collocarsi anch'esso in piena fase digestiva, è sconsigliato perché rischia di sovrastimolare l'organismo, creandovi qualche **PROBLEMINO**

CON IL SONNO. Questo succede perché l'attività fisica stimola il rilascio di sostanze come l'adrenalina e il cortisolo, che potrebbero influenzare negativamente il vostro riposo.

Quindi, la cosa migliore sembrerebbe essere quella di allenarsi al mattino, cosa che secondo alcuni studi contribuirebbe a velocizzare il dimagrimento. Bene, anche in questo caso io vi suggerisco di **TROVARE IL VOSTRO RITMO** e di assecondarlo, lasciando scegliere al corpo che, solitamente, ci manda dei messaggi utili per orientare le nostre preferenze. Ascoltatevi e, se potete, **ANTIALLENATEVI NEL MOMENTO DELLA GIORNATA IN CUI VI SENTITE PIÙ ENERGICHE.** Se gli impegni non vi concedono la possibilità di scegliere il momento ideale, ricordatevi comunque di non allenarvi mai a digiuno: questa pratica può risultare pericolosa perché l'eventuale esaurimento delle scorte di glicogeno può mandare **"IN SBATTIMENTO"** il vostro organismo, che ha la necessità di trovare una fonte di energia veloce e funzionale (cosa che i grassi non possono dargli). E quindi cosa fa? Inizia a bruciare le proteine contenute nei muscoli, generando il cosiddetto **"CATABOLISMO MUSCOLARE".** In parole semplici, i muscoli bruciano loro stessi per poter proseguire l'attività! Non c'è bisogno che vi dica che questa cosa può avere delle conseguenze pericolose, quindi non fatela.

Piuttosto, allenatevi dopo pranzo, **SENZA STRAFOGARVI** e lasciando passare almeno 45 minuti / 1 ora prima di iniziare l'attività (potete seguire gli ottimi consigli della dottoressa Laura Coluccio che trovate a pagina 77).

Una volta che avrete scelto il momento della giornata che meglio si adatta a voi e alle vostre esigenze, è importante sapere che ogni antiallenamento, per essere proficuo, deve essere eseguito dall'inizio alla fine, cioè senza eliminare nessuna delle tre componenti fondamentali della ginnastichina (riscaldamento cardiovascolare-tonificazione-stretching drenante). Semmai, se siete di corsa, riducete le singole sequenze in modo da riuscire comunque a eseguire tutti gli esercizi nel tempo che avete a disposizione. Ricordatevi anche che un altro fattore fondamentale per ottenere i risultati che vi siete prefissate è quello di mantenere il più possibile costante il numero di antiallenamenti settimanali, che dovete alternare con le attività di mantenimento; per questo voglio darvi qualche **CONSIGLIETTO** che vi aiuterà a trovare il tempo che molte di voi pensano di non avere.

GIOCO DI COPPIA

Tanto per cominciare, un buon modo per continuare a dedicare del tempo al vostro partner senza sottrarlo all'attività fisica, e quindi a voi stesse, è quello di provare ad **ALLENARSI IN COPPIA**, così oltre a rimettervi in forma potete ritrovare anche l'armonia e scoprire una nuova formula per stare insieme. Provate ad allenarvi insieme prima di andare al lavoro, oppure la sera, prima di cena. Prendetelo come un appuntamento romantico... un fuori programma che vi rilassa tra una routine e l'altra, una divertente terapia di

OGNI MOMENTO È BUONO PER ANTIALLENARSI!

AL MATTINO: ALLUNGATEVI COME CHARLIZE THERON

Dopo aver spento la sveglia prendetevi qualche minuto, prima di alzarvi dal letto, per allungarvi come se foste degli elastici. Restate sdraiate a pancia in su, distendete le braccia sopra la testa e immaginate di dover afferrare qualcosa posto dietro al vostro capo e, nello stesso tempo, **"STIRACCHIATE" LE GAMBE**, come se voleste allungarvi di qualche centimetro e diventare come Charlize Theron.

IN UFFICIO: FATE IL "BRUM BRUM"

Stare sedute alla scrivania per molte ore consecutive è deleterio per l'apparato muscolo-scheletrico e anche per la circolazione sanguigna. Ogni 30 minuti, sforzatevi di dedicarvi a questa piccola routine di benessere:

✔ **ESEGUITE 3 CIRCONDUZIONI DELLE SPALLE** all'indietro e 3 in avanti, con movimenti circolari lenti;
✔ per riattivare la circolazione delle gambe **FATE 5 "BRUM BRUM"** stando sedute (flettete e distendete gli avampiedi, prima il destro, poi il sinistro, come se premeste l'acceleratore dell'auto).

LA SERA: SPAGHETTI AL DENTE E "CIAPET" AL TOP!

Vi piacerebbe se vi svelassi un segreto per mantenere tonico il "kiulo" mentre siete ai fornelli e attendete la cottura della pasta?
Eccolo qui: eseguite degli **SLANCETTI ALTERNATI DELLE GAMBE**, tese e divaricate all'indietro. Muovetevi come se doveste pattinare, tenete il busto e il bacino ben fermi e concentrate l'attenzione su addome e glutei, per preservare la lombare e non inarcare la schiena. Eseguite l'esercizio per 30 secondi per ciascuna gamba e poi camminate per 2 minuti. Per una pasta con una cottura di 6-7 minuti dovrebbe essere perfetto!

coppia. Tra l'altro, con l'esercizio fisico svilupperete serotonina, che vi aiuterà a vedere *"la vie en rose"* e quindi anche
a mitigare i DIFETTUCCI DI CARATTERE che potrebbero rendervi
meno ZIMPATICHE agli occhi della vostra dolce metà.

ALLENARSI AL RIPOSO

Sapete che anche il riposo può essere una forma di allenamento? Il corpo, dopo che ha lavorato, ha bisogno di una fase
di ricostruzione per compensare lo sforzo che ha sostenuto.
La formula della ginnastichina alterna sempre gli esercizi con
le pause di ripresa, che servono a ristabilire il battito cardiaco
e a rilassare le tensioni muscolari. A volte, però, dopo una
giornata troppo faticosa, oppure se sentite le gambe pesanti
e sognate solo di stendervi a letto, può essere utile eseguire
solo una PRATICA RILASSANTE, sollevando le gambe e tenendole
appoggiate a una parete, mentre mantenete il busto disteso a
terra o sul divano. Prima, però, INDOSSATE QUALCOSA DI COMODO e
accendete la TV sulla vostra serie preferita. Tenendo le gambe
in alto rispetto al busto favorirete il ritorno venoso, regalan-
dovi una SENSAZIONE DI LEGGEREZZA: 5-10 minuti sono più che
sufficienti! La ginnastichina è felice anche se state a riposo.

LA REGOLA PER SGARRARE

Sebbene sappia per esperienza che le antiallieve cercano
di intensificare e massimizzare l'allenamento in vista di un
obiettivo a breve termine, come la prova costume, oppure

l'arrivo della primavera, o la *remise en forme* dopo le feste, non smetto mai di ripetere loro che soltanto con la costanza si ottengono risultati duraturi.

Cercare di correre ai ripari saltando i pasti dopo aver gozzovigliato per lunghi periodi è inutile. Il mio consiglio, invece, è quello di provare a seguire una regola che non sia punitiva per la mente ma rispetti anche il corpo. Per farvi capire cosa intendo vi voglio parlare del mio PROGRAMMINO PRENATALIZIO, che potete adattare anche a tutti gli altri momenti dell'anno in cui avvertite una certa tendenza al lassismo (come durante le vacanze estive, per esempio). Per tutti quei periodi, cioè, nei quali le vostre papille gustative passano da un party all'altro mentre "MISTER COLESTEROLO" e "MISS CELLULITINA" se la ridono a suon di brindisi. Ecco, sappiate che in quei momenti i vostri antiallenamenti, anche se fatti solo 2 volte alla settimana, vi salveranno. Provate a seguire questo planning, variando le attività del mercoledì, del venerdì e del sabato a seconda del periodo dell'anno in cui avete bisogno di darvi una regola, e vedrete che le vostre "CIAPET" saranno al sicuro:

✔ LUNEDÌ: minestrina;

✔ MARTEDÌ: antiallenamento;

✔ MERCOLEDÌ: aperitivo prenatalizio;

✔ GIOVEDÌ: antiallenamento;

✔ VENERDÌ: cena aziendale;

✔ SABATO: pizza con gli amici;

✔ DOMENICA: brunch e shopping natalizio a passo svelto.

FIT CON I GRADINI!

Le scale possono rappresentare un'ottima alternativa a una seduta di antiallenamento! Provate a seguire questi semplici consigli su come usarle quotidianamente:

✔ per spostarvi da un piano all'altro, **NON PRENDETE MAI L'ASCENSORE**: è sempre il momento giusto per allenare il **KIULETTO** in modo gratuito;

✔ **SALITE I GRADINI CON UN METODO PRECISO E PERFORMANTE** per attivare al meglio la muscolatura, senza gravare sull'articolazione del ginocchio: appoggiate completamente la pianta del piede sul gradino, premendo bene il tallone e spingendo il corpo verso l'alto;

✔ mentre salite i gradini **NON PORTATE IL GINOCCHIO IN AVANTI RISPETTO ALL'AVAMPIEDE**, ma eseguite il movimento pensando al gluteo e alla coscia. Mantenere la concentrazione sul muscolo che sta lavorando serve ad attivare e potenziare la risposta muscolare;

✔ cominciate salendo un gradino per volta poi, quando vi sentirete pronte, **PASSATE A 2 GRADINI PER VOLTA**;

Se riuscirete a fare a meno dell'ascensore e prenderete l'abitudine di usare sempre e solo le scale, in breve tempo noterete che cosce e glutei saranno più tonici e avrete ottenuto 2 importanti risultati: un sostegno e un rinforzo muscolare maggiori e un naturale allenamento per il cuore.

ANTIALLENAMENTO SULLE SCALE

Se la vostra casa ha una bella rampa di scale, anziché guardarla dal basso verso l'alto con orrore, potete iniziare a sfruttarla per antiallenarvi con questo circuito cardiovascolare **"BRUCIA CICCETTA"** che tonifica anche le "ciapet".

Esercizio 1
DANCE, DANCE, DANCE! Ovvero, ballate una canzone che vi piace.

Esercizio 2
UP & DOWN SCALE (da ripetere 2 volte)
Salite un paio di volte la vostra rampa di scale, appoggiando bene tutta la pianta del piede (un gradino per volta). Mentre eseguite l'esercizio pensate all'attivazione dei muscoli di glutei e cosce. Evitate di caricare in maniera esasperata l'articolazione del ginocchio praticando una

spinta dal basso verso l'alto, senza portare il ginocchio più avanti rispetto all'avampiede. Scendete in maniera semplice.

Esercizio 3
WALKING AVANTI E INDIETRO (30 secondi)
Camminate avanti e indietro come spiegato a pagina 155.

Esercizio 4
UP & DOWN FLEX (8 ripetizioni per ciascuna gamba)
Salite e scendete le scale utilizzando solo il primo gradino e flettendo il ginocchio al petto in maniera alternata (destra/sinistra). Esempio: salite sul gradino con il piede destro flettendo il ginocchio sinistro al petto e viceversa.

Esercizio 5
RUN STEP (8 ripetizioni per ciascuna gamba)
Salite con il piede destro sul primo gradino per 8 volte, compiendo dei piccoli balzetti, come una sorta di "saliscendi" con corsetta... Fate la stessa cosa con il piede sinistro.

Esercizio 6
SLANCETTI STEP (8 ripetizioni per ciascuna gamba)
Posizionatevi di lato rispetto al primo gradino della scala. Salite con il piede destro e slanciate lateralmente la gamba sinistra distesa con il piede a martello (mentre eseguite il movimento concentratevi sui muscoli della fascia laterale della coscia). Ripetete l'esercizio con l'altra gamba. Mantenete il busto e il bacino ben fermi e fate attenzione a non "spanciare" e non "skiulare". Lo slancio deve essere contenuto.

Esercizio 7
WALKING AVANTI E INDIETRO (30 secondi)
Camminate avanti e indietro come spiegato a pagina 155.

RIPETETE ALTRE 2 VOLTE L'INTERO CIRCUITO, dall'esercizio numero 2 all'esercizio numero 7, e terminate con una fase di stretching drenante. Potete svolgere questo circuito 3 VOLTE A SETTIMANA, completando il programma di antiallenamento con qualche ESERCIZIETTO TOTALBODY di tonificazione e di rinforzo muscolare.

Ginnastichina e meteo avverso

Per essere costanti, vi serve considerare anche la possibilità di allenarvi in condizioni diverse da quelle che definiremmo ottimali. Questo, tra l'altro, potrebbe anche nascondere un lato piacevole. Per esempio, se fa troppo freddo per uscire, potete sfruttare al meglio la casa e le scale del palazzo, per improvvisare un *workout* insolito come quello che trovate alle pagine 122-123.

E poi esistono **ESERCIZIETTI CARINI** che potete eseguire anche stando sul divano di casa, sempre che siate vestite in maniera adeguata e non con il **TUTONE DI PILE**. Addirittura, potete rendere utile e divertente un momento noioso come le pulizie di casa! Volete un esempio? Mentre state lavando i pavimenti, inserite dei **BALZETTI LATERALI** di 30 secondi, spostandovi di lato con lo spazzolone. Un po' come faceva Gene Kelly nei vecchi musical! Fatelo appoggiando in maniera morbida la pianta del piede, spostandovi prima con un piede, poi con l'altro, abbozzando un saltello.

Insomma, usate la fantasia, **LIBERATEVI DAGLI SCHEMI PRESTABILITI**, immaginate che la ginnastichina sia solo un momento di piacere che inserite tra un impegno e l'altro, come un appuntamento imprevisto (ho reso l'idea?!). Sono certa che con un po' di pratica saprete superare la maestra.

PAROLA D'ORDINE: FLESSIBILITÀ!

Cara Fede,
ci hai chiesto di dirti come organizziamo i nostri antiallenamenti
e quale momento della giornata preferiamo per dedicarci alla
ginnastichina. Ecco, diciamo che per essere costanti, dal mio punto
di vista, è necessario abbandonare un po' di rigidità rispetto all'orario
e privilegiare il fatto di non saltare gli allenamenti. Io l'ho imparato
a mie spese.

Quando ho cominciato il mio primo *workout* di ginnastichina,
complice anche il grande entusiasmo con cui ho affrontato
questa cosa, mi antiallenavo sempre alla stessa ora, la mattina, dopo
la routine quotidiana del risveglio. La cosa mi piaceva molto perché
mi dava anche una bella carica per partire alla grande con gli impegni
della giornata. Peccato che poi la stagione estiva ha lasciato spazio
all'autunno, poi all'inverno, e io sono diventata più pigra: mi sembrava
di aver raggiunto i primi risultati, e così ho cominciato a concedermi
qualche deroga. Brutto errore! Lo dico a tutte le antiallieve come me.

A un certo punto mi sono fermata a pensare a dove avevo sbagliato
e mi sono accorta che la ginnastichina, per essere davvero feliciona
(lei!), non vuole vincoli o doveri, ma soltanto entusiasmo e piacere.
Così ho cambiato la pianificazione dei miei allenamenti a seconda
delle giornate: al mattino presto o nella pausa pranzo durante i giorni
di lavoro, nel primo pomeriggio o in tarda mattinata nei giorni festivi,
così non devo puntare la sveglia. Grazie a questa nuova routine,
più flessibile, ora non perdo quasi mai un allenamento e, indovina?,
nemmeno la forma fisica! Ciao antiallieve, grazie Fede!

#GINNASTICHINAFOREVER #ROUTINEQUOTIDIANA #ANTIALLENAMENTO
#WORKOUTGIRL #FITNESSLIFE

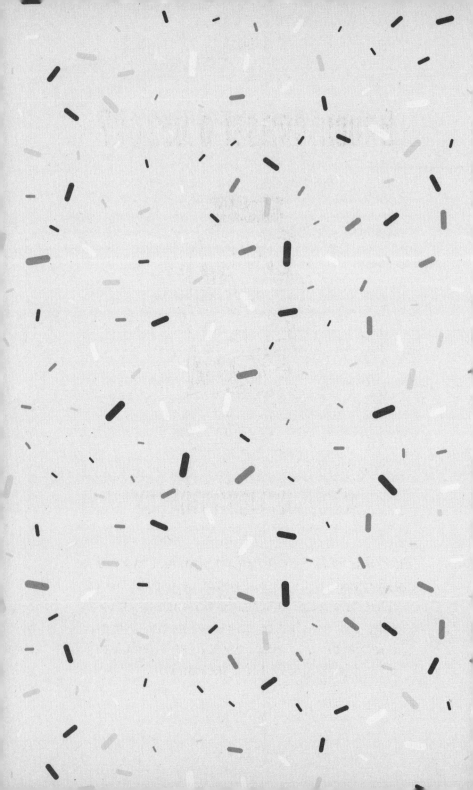

CAPITOLO 9

BRUCIAGRASSI O DETOX?

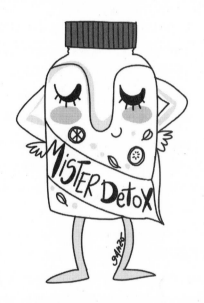

#GINNASTICHINADETOX

Ecco due belle paroline delle quali si fa un uso
indiscriminato e, quasi sempre, a sproposito.
Due "mantra" del moderno consumismo
che, nei casi limite, possono anche avere
conseguenze pericolose (solo se vi affidate
a dei ciarlatani, sia chiaro).

F acciamo subito chiarezza su un punto fondamentale: i grassi si bruciano con un adeguato allenamento e una dieta corretta e bilanciata, possibilmente non del tipo "fai da te", ma studiata da un nutrizionista in base alle vostre esigenze. La presenza di tossine nel vostro organismo, invece, ammesso che le abbiate davvero accumulate, è un problema che dobbiamo lasciare discutere ai medici e ai farmacisti.

Per quel che mi riguarda, facendo la personal trainer, anzi, **L'ANTI PERSONAL TRAINER**, mi occupo di problemi legati alla *remise en forme* e alla perdita di massa grassa e, solo marginalmente, di percorsi detossinanti, anche se ormai l'uso di questo termine ha invaso anche il mondo del fitness.

Depurarsi, disintossicarsi con diete a base di erbe e beveroni misteriosi, oppure ingurgitare litri e litri di acqua a digiuno sono tutte pratiche che possono portare solo all'eliminazione tempestiva dei nutrienti, quindi, in definitiva, sono pericolose per l'organismo, come attestano anche numerosi studi di carattere scientifico. Lo spiega anche la nostra @farmacistartista nel box che trovate a pagina 132. Parliamo quindi, nella stragrande maggioranza dei casi, solo di mode, che hanno trovato grande eco in un momento in cui le persone pretendono di avere tutto e subito, senza mettere in conto nessun sacrificio e senza guardare a quello che potrebbe accadere dopodomani. L'imperativo è sempre lo stesso: qui e ora.

Io, come ben sapete, sono fermamente contraria a questa logica e a questo pensiero, quindi vi regalo uno dei miei **CONSIGLIETTI** in proposito, di quelli che le mie antiallieve conoscono ormai bene: lasciate perdere gli inutili beveroni detox e imparate a eliminare le fantomatiche tossine semplicemente ritagliandovi del tempo per svolgere un po' di attività fisica. La ginnastichina, oltre a essere democratica e **ZIMPATICA**, è realmente **"DETOX"**, nel senso che praticandola non rischiate di infiammare i tessuti, aiutate l'organismo a drenare i liquidi in eccesso e ossigenate le vostre cellule. Inoltre, è **ANTISTRESS**, visto che non vi mette mai "ansia da prestazione", ma vi regala un momento di benessere nel quale prendervi cura di voi stesse. Il risultato "detossinante" è il primo effetto benefico della ginnastichina che le antiallieve mi riferiscono, prima ancora della naturale azione bruciagrassi. E poi c'è quella che io amo definire la mia pratica detox preferita: **I FANCULINI**. Lo so, ve ne ho già parlato nel secondo capitolo di questo libro, ma ora voglio spiegarvi perché li considero a tutti gli effetti una pratica detossinante: i fanculini aiutano a pulire la mente dai **PENSIERI KATTIVONI** e vi fanno stare subito meglio. Il fanculino è un **"VAFFA"** in versione **"SIGNORINA PER BENE"**, un modo un po' bon ton di disdegnare qualcosa. Ecco i miei preferiti:

- ✔ **FANCULINO AI REGGISENI CHE STRINGONO SENZA SOSTENERE;**
- ✔ **FANCULINO AI TIRAMISÙ RIVISITATI, SCOMPOSTI, DESTRUTTURATI;**
- ✔ **FANCULINO AI "PROF" CHE INTERROGANO SEMPRE INIZIANDO DALLA LETTERA A** (il mio cognome è Accio);
- ✔ **FANCULINO ALLE FESTIVITÀ CHE CADONO DI DOMENICA;**
- ✔ **FANCULINO ALLE COLORAZIONI CHE NON COPRONO I PRIMI CAPELLI BIANCHI;**
- ✔ **FANCULINO A CHI MI GIUDICA SENZA CONOSCERMI BENE.**

E ora, provate anche voi a ripetere mentalmente i vostri fanculini preferiti, anzi, prendete carta e penna e compilate la vostra top ten. Non vi sentite già meglio?

Adesso che vi siete depurate dai cattivi pensieri passiamo a un altro tema che ci riguarda tutte, perché, ditemi: chi di voi non vuole bruciare i propri grassi in eccesso e farlo velocemente? Qualche precisazione è doverosa anche in questo caso, per far luce sulle molte dicerie che si trovano in circolazione e farvi capire che svolgere un'attività ad alto impatto, che di solito viene venduta da tutte le palestre come una pratica "performante" per bruciare i grassi, può addirittura sortire effetti contrari a quelli sperati. Infatti, se svolgete un'attività sportiva al limite delle vostre possibilità fisiche, alla massima velocità e portando allo stremo le vostre forze (parlo di attività come, per esempio, il *Tabata training*, una forma di allenamento cardiovascolare anaerobico ad altissima intensità), brucerete prevalentemente le vostre riserve di zuccheri e **NEMMENO UN GRAMMO DELLA VOSTRA CICCIA**. Utilizzare il termine **"BRUCIAGRASSI"** in tutte le salse è un **ERRORINO**, una piccola o grande bugia.

Il fitness bruciagrassi esiste, certo, ma è soltanto quello che riuscite a svolgere per più di 25 minuti consecutivi, ossigenando i tessuti e senza andare in iperaffanno, e che vi permette di continuare a respirare correttamente, mantenendo un ritmo costante per tutto il tempo richiesto. E questo vale sia per la fase di riscaldamento cardiovascolare sia per quella di tonificazione. Al contrario, allenarsi per soli 4 minuti in maniera intensissima (il vero *Tabata training* è proprio questo!) è una pratica folle per la maggior parte delle persone normali; forse può soddisfare le esigenze di un atleta che deve riuscire a dare il massimo per vincere una gara e conquistare una medaglia. In questo caso, si arriva a sfruttare il proprio fisico fino al limite delle sue potenzialità e lo si fa, in genere, fino ai 40 anni di età, ma stiamo parlando di professionisti che vivono di sport e che hanno fatto dell'attività fisica la loro professione e del loro corpo lo strumento per svolgerla.

Per voi, invece, che volete solo perdere qualche **KILETTO**, un'attività ad alto impatto di questo tipo non ha alcun

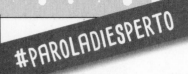

Detox: attenzione ai prodotti "miracolosi"

di @farmacistartista - Farmacista

Mai come in questi ultimi anni siamo costantemente bombardati, sia in TV sia, soprattutto, online, dalla moda del **DETOX**. Questa parola è presente ormai ovunque, al supermercato mi è addirittura capitato di leggerla su un prodotto per la pulizia dei pavimenti.

Su Instagram, la maggior parte delle influencer ci consiglia di acquistare **BEVERONI** dai gusti e dagli ingredienti sempre più impronunciabili o **"CAPS"** (come amano chiamarle loro) per depurare il nostro organismo. Mi chiedo quanto ne sappiano, in realtà, di salute, di farmacologia e di processi biologici. Nel migliore dei casi si limitano a riportare le nozioni che le case produttrici forniscono loro, nel peggiore si inventano cose che per gli addetti ai lavori sono al limite del tragicomico.

Una delle frasi che ci sentiamo ripetere più spesso in questi messaggi è che bisogna **"DETOSSIFICARE"** l'organismo da una lunga serie di sostanze che andrebbero ad accumularsi chissà come e chissà dove. Le domande che ci dovremmo porre prima di farci prendere dalla tentazione di acquistare questi prodotti, però, sono queste:

1 - Da cosa, esattamente, dovremmo detossificarci?
2 - In che modo questi prodotti ci aiuterebbero a farlo?
3 - Esistono studi scientifici che avvalorino quanto viene affermato?

Se provassimo a rivolgere anche una sola di queste domande a chiunque sponsorizzi beveroni e caps detox, noteremmo la loro tendenza a fare mille giri di parole senza riuscire a fornire una risposta valida. E sapete perché? Perché non lo sanno nemmeno loro.

La realtà dei fatti è molto semplice: il nostro corpo è già dotato di **ORGANI DEPUTATI A FILTRARE ED ELIMINARE TUTTE LE SOSTANZE CHE NON CI SERVONO**. Questi organi, come i reni e il fegato, eliminano gli scarti, ma non li accumulano al loro interno come se fossero i filtri di una lavastoviglie, quindi l'idea che si debbano assumere integratori e sostanze di vario tipo per depurare il nostro organismo dalle scorie è assolutamente priva di alcun fondamento.

COSA SI INTENDE PER TOSSINA?

Le tossine sono **SOSTANZE DI ORIGINE BATTERICA**, vegetale o animale, dotate di azione antigene e, perciò, in grado di esercitare, anche in dosi molto ridotte, effetti dannosi specifici.

Queste tossine, per essere eliminate dal nostro organismo, necessitano di **CURE FARMACOLOGICHE MIRATE**, se non addirittura di un ricovero ospedaliero, non certo di una miscela generica di erbe, fiori e frutti tropicali tritati in una tisana o in una capsula.

Le sostanze che assumiamo attraverso la nostra dieta non sono buone o cattive di per sé, è la quantità che fa la differenza: potenzialmente, anche l'acqua se assunta in dosi sbagliate è dannosa per il nostro organismo.

Parlando di prodotti che promettono di liberarci da questa sorta di "avvelenamento" in maniera semplice e veloce (ma tutt'altro che economica), le aziende fanno leva su parole come **"TOSSINE"**, **"DETOSSIFICARE"** e **"ACCUMULO"**, che nella nostra testa risuonano giustamente come allarmanti e preoccupanti. Il problema è che stiamo utilizzando termini tecnici in maniera del tutto decontestualizzata.

Proviamo per un attimo a riflettere sulle reali proprietà di questi prodotti e chiediamoci: se fossero davvero miracolosi, perché il nostro medico curante non ce li prescrive in presenza di un'intossicazione? La verità è che **SIAMO ABITUATI A VOLERE TUTTO E SUBITO, POSSIBILMENTE SENZA FARE ALCUNA FATICA O SACRIFICIO**. Vogliamo continuare a mangiare, bere e fumare quanto ci pare e, allo stesso tempo, credere che con una compressa o un beverone tutto si sistemi, ed è proprio su questa illusione che la maggior parte delle aziende produttrici di questi prodotti fattura moltissimi soldi.

È complesso districarsi tra le mille informazioni che ci vengono propinate giornalmente, non è una questione di cultura, anzi, spesso e volentieri **LE "BUGIE" A CUI CREDIAMO HANNO UNA PARVENZA LOGICA**. Ecco perché è fondamentale affidarsi a persone competenti e preparate nel loro settore, che possano consigliarci come ottenere un reale miglioramento del nostro benessere e della nostra salute in modo personalizzato e attento alle nostre esigenze specifiche.

senso perché non è salutare. Tutti gli allenamenti basati sul modello della **"MINIMA DURATA PER IL MASSIMO SFORZO"** non concorrono a bruciare i grassi, ma portano prevalentemente a esaurire le riserve di glicogeno (cioè gli zuccheri). Parlare di esercizi "bruciagrassi" è sicuramente vantaggioso per chi deve convincervi ad acquistare un allenamento, così come dire che una bevanda o un alimento sono "detox". Siamo nel campo del marketing, non in quello del fitness e, nemmeno, del benessere. Fate sempre molta attenzione.

Nella ginnastichina, invece, preferisco utilizzare **ALLENAMENTI DI TIPO MISTO,** alternando un'attività cardiovascolare moderata a una leggermente più intensa, senza portare mai il cuore a picchi estremi di frequenza cardiaca. Una sorta di *"interval training"* rivisitato, decisamente più soft e sostenibile per tutti. Un discorso analogo vale per la fase di tonificazione: anche in questo caso la ginnastichina alterna esercizi eseguiti lentamente a tempi di ripresa più lunghi, e in questo modo ossigenate i tessuti e allungate i muscoli. Vi ho già dato un assaggio dei miei **ESERCIZIETTI IN VERSIONE SOFT** nel capitolo 7, dove vi ho fatto alcuni esempi molto utili per capire la contrapposizione tra gli esercizi **KATTIVONI DEL FITNESS** e le versioni **BRAVONE DELLA GINNASTICHINA.** Ogni mia scheda, inoltre, prevede una fase finale di stretching drenante che defatica e rigenera ulteriormente.

DEFATICANTE, RIGENERANTE, OSSIGENANTE: sono queste le parole chiave di ogni antiallenamento. E nel praticarlo, siccome si lavora in una zona di medio e non di massimo sforzo, si bruciano anche i grassi. Un po' alla volta, senza fretta e con costanza, vedendo il corpo cambiare e modificarsi giorno dopo giorno, evitando il trauma da dimagrimento repentino che è una delle cause del rilassamento cutaneo tanto quanto l'invecchiamento. Inoltre, ricordate che più il grasso è sedimentato nel vostro corpo da lungo tempo più ci vorrà pazienza per eliminarlo, anche perché non basterà allenarsi, ma dovrete imparare anche a cambiare le vostre abitudini alimentari errate.

Nei miei *workout* utilizzo molto il *clinical Pilates* – una forma di Pilates dalle solide basi riabilitative, nata per soddisfare le esigenze di atleti, ballerini e sportivi professionisti – condito con esercizi di tipo GAG – un allenamento specifico per gambe, addominali e glutei – ai quali, però, ho apportato alcune importanti modifiche per mettervi al riparo dagli effetti collaterali dovuti al super allenamento. Quindi: **ZERO JUMP, ZERO SQUAT CON BILANCIERE, ZERO BURPEES** e **ZERO CRUNCH CLASSICI**.

Chi mi conosce sa che mi piace farvi lavorare a terra, sul tappetino, con le **GAMBETTE IN ALTO**, per favorire il ritorno venoso, e con tante belle pause.

Quindi, care aspiranti antiallieve che volete bruciare i grassi, mi piacerebbe che tutte voi cominciaste con una bella **CURA "DETOX" PER LA VOSTRA MENTE**, che vi liberi dalle convinzioni errate e dai pregiudizi. Una volta fatto questo,

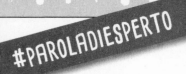

CORTISOLO E ATTIVITÀ AD ALTO IMPATTO

di dott.ssa Viola Zulian - Medico chirurgo generale
(esperta in Chirurgia bariatrica)

Quante volte mi sono sentita dire: "Dottoressa, mi alleno tutti i giorni e non perdo un grammo! Perché?". Analizzando la maggior parte dei lavori scientifici che comparano attività fisiche ad alto impatto e attività a basso impatto, si evince che la mentalità "no pain no gain" può, forse, essere opportuna per i soggetti dotati di cromosomi XY, che subiscono solo le fluttuazioni ormonali che si verificano nell'arco delle 24 ore (**RITMO CIRCADIANO**). Il corpo femminile, invece, non risponde sempre nello stesso modo nel corso del suo ciclo di 28 giorni (**RITMO INFRADIANO**). Praticando quotidianamente attività ad alto impatto, si rischia di portare il proprio fisico in una situazione di esaurimento, provocando fatica muscolare, crampi, aumento di peso e mancanza di energie. Perché accade questo? Quando uno stress, sia esso psicologico o fisiologico, ci minaccia, i surreni sono stimolati a produrre l'**ADRENALINA**. Se la fonte di stress diventa cronica, nel nostro organismo aumenta il livello di **CORTISOLO**, con le conseguenze che ora andremo a spiegare.

COS'È IL CORTISOLO?

Il cortisolo è un **ORMONE CATABOLICO** che induce la formazione di glucosio a partire dagli amminoacidi che compongono i muscoli per far fronte a un momento stressogeno.

A QUALE INTENSITÀ SI COMINCIA A PRODURRE CORTISOLO?

La letteratura scientifica evidenzia che la produzione di cortisolo varia a seconda dell'intensità dell'attività fisica. Il professor A. C. Hackney ha misurato la secrezione progressiva di cortisolo in 12 uomini (ahimè, ancora una volta solo il modello XY!) moderatamente allenati e sottoposti a uno sforzo costante. Ai soggetti è stato chiesto di pedalare per 30 minuti a un VO$_2$max (**VOLUME MASSIMALE DI OSSIGENO**) del 40, 60 e 80%. I risultati mostrano un **AUMENTO SIGNIFICATIVO DELLA SECREZIONE DI CORTISOLO IN RELAZIONE A UN'ATTIVITÀ FISICA MODERATA-INTENSA** (60 e 80% del VO$_2$max).

COSA SUCCEDE AL CORPO QUANDO SI SVOLGE UN'ATTIVITÀ FISICA MOLTO INTENSA?

Quando si raggiungono i 180 battiti cardiaci al minuto, i meccanismi compensatori del sistema cardiocircolatorio si esauriscono e determinano una caduta della pressione. Il sistema nervoso simpatico induce una vasocostrizione cutanea, che impedisce la normale dispersione del calore. Se la sudorazione è ostacolata, **SI AVVERTE UNA SENSAZIONE DI MALESSERE.** Anche a livello digestivo si induce una risposta simpatica, che può portare a nausea, vomito o diarrea. Lo sforzo aumenta la produzione di acido lattico che causa una diminuzione del pH del sangue. Ciò provocherà **ESAURIMENTO, FATICA MUSCOLARE** e **INCAPACITÀ A CONTINUARE L'ATTIVITÀ FISICA.**

COSA SUCCEDE QUANDO SI PRODUCE TROPPO CORTISOLO DURANTE UN'ATTIVITÀ FISICA?

Quando è prodotto per un periodo di tempo prolungato, il cortisolo induce una fase catabolica costante: si verificano la scissione delle proteine, la **DIMINUZIONE DELLA MASSA MUSCOLARE,** l'**AUMENTO DEL GRASSO ADDOMINALE,** la **DIMINUZIONE DELL'ORMONE DELLA CRESCITA,** che ripara i nostri tessuti, e degli ormoni sessuali responsabili del nostro benessere sessuale e della libido. A lungo termine, alti livelli di cortisolo inducono una minore sensibilità all'insulina, predisponendo al diabete. Intervenendo, infine, sulla mineralizzazione delle ossa, favoriscono l'osteoporosi. Questi processi hanno un carattere adattativo, ovvero migliorano la risposta allo stress con l'aumentare dell'allenamento e della percezione dello sforzo da compiersi. Ciononostante, è da notare che gli atleti di *endurance* presentano livelli di cortisolo aumentati per lunghi periodi di tempo, anche oltre il termine delle gare.

COME CAPIRE, DUNQUE, QUANDO UN'ATTIVITÀ FISICA ECCESSIVA STA AVENDO UN EFFETTO DELETERIO SUL NOSTRO ORGANISMO?

Tra i segnali da tenere in considerazione troviamo:
- ✔ **ALTERAZIONE DELL'ATTIVITÀ ORMONALE** (assenza o ritardo delle mestruazioni, sindrome premestruale);
- ✔ **ALTERAZIONE DEL RITMO SONNO-VEGLIA** (difficoltà ad addormentarsi e/o mancato recupero notturno);
- ✔ **AUMENTO DELL'APPETITO** o mancanza di esso;
- ✔ **STATO D'ANIMO DEPRESSO E/O IRRITABILE;**
- ✔ **ALTERAZIONE DELLA PRESSIONE ARTERIOSA;**
- ✔ **DEBOLEZZA DEL SISTEMA IMMUNITARIO** con predisposizione alle infezioni ripetute e ai microtraumi articolari.

potete cominciare la vostra *remise en forme* con gli antiallenamenti, ma se davvero volete affrontare la cosa nel modo giusto consultate anche una nutrizionista e fatevi fare una bioimpedenziometria o un'adipometria, come vi ha spiegato la dottoressa Laura Coluccio a pagina 77, così capirete in maniera scientifica quali sono gli obiettivi che potete raggiungere senza uccidervi di fitness (... e nemmeno di patatine!).

BRUCIO I GRASSI... NON LE TAPPE!

Ciao Fede,
ti voglio raccontare una storia che spero serva a tutte le tue
antiallieve. Qualche anno fa mi ero iscritta in una palestra attratta
dal nome di un allenamento che pubblicizzavano e che pensavo
sarebbe stato perfetto per me: si chiamava "circuito bruciagrassi".
Il *workout* era stremante e consisteva nel cambiare attrezzo (tapis
roulant, cyclette ecc.) ogni 5 minuti, usando ciascuno strumento
al massimo delle proprie possibilità e forze. Durante l'allenamento
il personal trainer ci divideva in due squadre e ci incitava a fare
sempre di più per aumentare la competizione. Al termine di
questo "tour de force" eseguivamo alcuni esercizi a corpo libero,
arrivando anche a completare 100 addominali cronometrati.
Il tutto in un'ora... durante la quale le mie pulsazioni cardiache
si alzavano sempre molto velocemente, fino ad arrivare anche
a 190 battiti al minuto. Preoccupata della cosa ho fatto tutti
gli esami del caso, ma non è risultato nulla di anomalo.

Il personal trainer mi diceva che andava bene così, che in quel
modo avrei bruciato più grassi e che, in ogni caso, con il tempo
e l'allenamento, la frequenza cardiaca sarebbe diminuita.
Sono andata avanti a fare quel circuito per 2 settimane e, alla fine,
non ho più messo piede in quella palestra, sebbene avessi pagato
un abbonamento per 6 mesi! Oggi grazie alla ginnastichina
ho capito che esiste un modo diverso di bruciare i grassi,
senza bruciare le tappe. Grazie a te, Fede!

#NOPAINOGAINFANCULINO #NOPAINOGAINFALZIZZIMO #BRUCIAGRASSI
#ODIOLAPALESTRA #GRAZIEFEDE

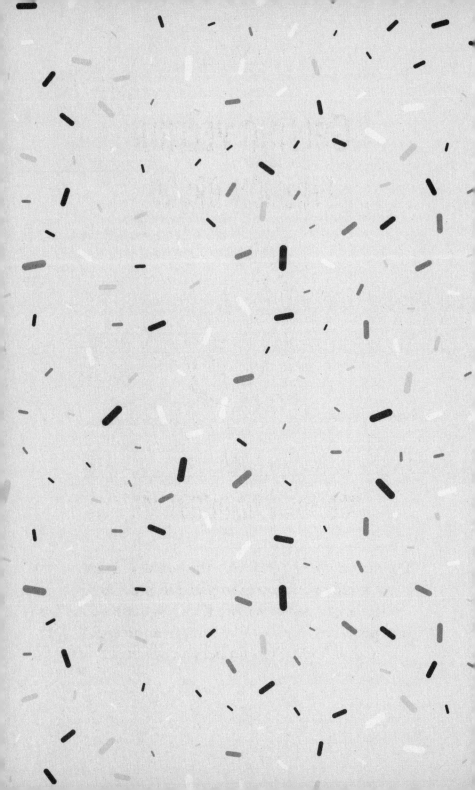

CAPITOLO 10

GALLINA VECCHIA FA BUON BRODO

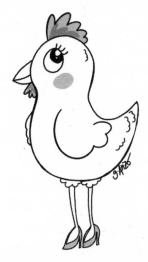

#GINNASTICHINA4EVER

Questo capitolo è dedicato alle eterne ragazze,
che dalla gallina hanno preso in prestito
le zampe, per arricchire il loro sguardo,
e il proverbio, per sentirsi sempre a loro agio
quando indossano un bel paio di jeans.

C are antiallieve, grazie di essere giunte fin qui nella lettura del libro di fitness più **ZIMPATICO** di sempre. Spero che il mio messaggio vi sia arrivato forte e chiaro, spettinandovi anche un pochino la **FRANGETTA**: "qualunque tipo di prova fisica vogliate affrontare, **METTETECI LA TESTOLINA** e coltivate tutte le passioni che possano **COLORARE LA VOSTRA VITA DI ROSA**". E ora passiamo a occuparci di eternità.

Dal titolo lo avrete intuito, qui si parla di donne con una certa esperienza di vita... E allora eccoci qui, faccio parte anch'io di questa categoria, quella delle ultraquarantenni passate senza soluzione di continuità dall'adolescenza alla nuova giovinezza, perché, nel frattempo, la moda ha deciso che non esiste più la maturità, ma solo una **"TERRA DI MEZZO"** dove ciascuna tenta, più o meno felicemente, di contrastare gli ormai famosi radicali liberi, responsabili di quasi tutto, a eccezione delle alluvioni e dei terremoti.

MENOPAUSA? Non la si nomina quasi mai, e se lo si fa è per parlare di quella di una cara amica, perché citare la propria sarebbe poco chic. **DOLORI ALLE ARTICOLAZIONI?** Mai avuti. **CAPELLI BIANCHI?** Non pervenuti. Mentite, facendovi da sole il colore alle 6 del mattino per non essere scoperte nemmeno dai vostri familiari.

Siamo tutte eredi di quel Faust che chiese a Mefistofele il dono di un'apparente giovinezza, ma spesso questo desiderio diventa la nostra prigione. "Gallina vecchia fa buon brodo" è un proverbio che ho sentito declamare per la prima volta da mio nonno Giuseppe, ormai parecchi anni fa. Questo modo di dire ha le sue origini nel mondo contadino dove, un tempo, per combattere le fredde giornate invernali e per prevenire i malanni di stagione, si preparava un bel **BRODINO CALDO** usando una gallina vecchia, una di quelle che non si sarebbe potuta cucinare in altro modo perché la sua carne, ormai, era diventata un po' **DURETTA**. Più la gallina era **ANZIANOTTA**, più necessitava di una lunga cottura, durante la quale rilasciava il suo sapore, rendendo squisito il brodo. Da qui è nato il proverbio, che poi è stato utilizzato per celebrare le qualità che, malgrado l'età, continuano ad accompagnare le donne nel corso della loro vita.

Mi capita di vedere ogni giorno, tra le mie antiallieve, donne che, a dispetto della loro età anagrafica, possono sbaragliare la concorrenza di una trentenne in qualunque ambito esistenziale, perché sono ricche di esperienza e di entusiasmo! Ma, allora, chi può permettersi di definirci **"VECCHIARDE"**? Forse gli uomini? Badate che invecchiano anche loro, solo che non si sono fatti fregare dalla **STORIELLA**

DELL'OROLOGIO BIOLOGICO, e quindi glissano come pattinatori sulla loro andropausa.

Sapete cosa vi dico? Non facciamoci mai condizionare dal giudizio degli altri, men che meno riguardo all'età. Il segreto per stare bene con noi stesse è, come sempre, quello di usare la ragione e di trovare la giusta via di mezzo tra i nostri desideri e la realtà, per questo ho deciso di svelarvi il mio elisir di lunga vita:

- ✔ PRATICATE CON COSTANZA I VOSTRI ANTIALLENAMENTI (dose consigliata: q.b.);
- ✔ PREPARATEVI ALLA "PROVA COSTUME" cominciando, innanzitutto, con l'acquistare un bellissimo costume;
- ✔ RICORDATE CHE NON ESISTE ETÀ CHE POSSA LIMITARVI NELLA PRATICA DELLA GINNASTICHINA, anche perché voi non siete assolutamente vecchie, al contrario, siete semplicemente delle ragazze con esperienza;
- ✔ LIBERATEVI DALLE VOSTRE PAURE;
- ✔ RICORDATEVI CHE I 40 ANNI DI OGGI SONO I 25 DI IERI;
- ✔ RICORDATEVI CHE I 50 ANNI DI OGGI SONO I 35 DI IERI.

Antiallenandovi con continuità sarete eternamente "GGIOVANI", perché la ginnastichina è un magico ELISIR DI LUNGA VITA, sia per il corpo sia per la mente. Dopo i 30 anni, infatti, il nostro metabolismo comincia progressivamente a rallentare, per arrivare a fine corsa con l'arrivo della menopausa. Gli ormoni ci fanno "CIAO" come le caprette

IO NON HO PAURA!

Il concetto che sento ripetere più spesso dalle donne over 40 è questo: **"HO PAURA"**. Tra le mille e più affermazioni che ho sentito fare alle mie antiallieve, queste sono le più ricorrenti:

✔ HO PAURA CHE SIA TROPPO TARDI;
✔ HO PAURA CHE NON SIA ABBASTANZA;
✔ HO PAURA CHE SIA TROPPO IMPEGNATIVO PER ME;
✔ HO PAURA DI FALLIRE;
✔ HO PAURA DI SBAGLIARE;
✔ HO PAURA DI FARMI MALE;
✔ HO PAURA CHE QUESTO METODO CON ME NON FUNZIONI.

Provate a scrivere qui l'elenco delle vostre paure e mandatele tutte quante a **FANCULINO** con un bel **RITUALE MAGICO ANTI PAURONE**.

_____
_____
_____

RITUALE MAGICO SEMISERIO ANTI PAURONE

Visualizzate un bel **CALDERONE** da cui escono bolle e fumi luminescenti. Il pentolone è posizionato sul fuoco di un vecchio camino in cui ardono zampilli vivaci. Fate un bel respiro profondo, svuotando la pancia come se fosse un palloncino. Ora, inspirate dal naso, gonfiando la pancia, e poi espirate dalla bocca, mentre il vostro ombelico si contrae verso l'interno. Mantenete gli occhi chiusi e visualizzate la vostra mano che solleva un sacco di iuta: apritelo, **PENSATE ALLA PRIMA DELLE VOSTRE PAURE E BUTTATELA VELOCEMENTE DENTRO IL SACCO**. Fate un altro bel respiro e ripetete l'operazione con la seconda paura. Continuate così fino a quando tutte le vostre paure saranno imprigionate nel sacco. Ora **GETTATE CON SLANCIO IL SACCO NEL CALDERONE BOLLENTE**. Aprite gli occhi e fate un bel sorriso. Vi sentirete più leggere e padrone di voi stesse. Liberate le vostre emozioni, lasciatele andare, questo è il segreto per superare i blocchi che vi portate dentro inconsapevolmente e che vi impediscono di vivere con serenità. Vedrete che dopo questo rituale vi sentirete subito **PIÙ GALLE** e potrete affermare anche voi che "gallina vecchia ha fatto un buon brodo"!

di Heidi e noi dobbiamo sudare per un'intera settimana solo per smaltire un piatto di pasta.

L'arrivo della menopausa segna una drastica diminuzione del livello di estrogeni, responsabile di quei brutti fenomeni come le **VAMPATE DI CALORE TROPICALE**, la **SVEGLIA NEL CUORE DELLA NOTTE**, oppure la **SECCHEZZA OCULARE** (e non solo!) o, ancora, l'irritabilità. Insomma, gli estrogeni sono i colpevoli anche del **BRUTTO CARATTERACCIO** che sfoderiamo in certi momenti, proprio noi che altrimenti saremmo docili come degli agnellini!

Inoltre, la loro dipartita aumenta il rischio di infarto, che per una donna in giovane età è sensibilmente inferiore rispetto a quello di un uomo, ma dopo la menopausa diventa più alto, visto che i cari estrogeni tenevano a bada un altro **KATTIVONE PER ECCELLENZA**: il colesterolo.

E poi, per dare le ultime pennellate a questo **QUADRETTO**, c'è anche il fenomeno dell'osteoporosi, altro "flagello" che ci viene donato nel "pacchetto menopausa". Siamo dunque destinate a vivere la seconda metà della nostra esistenza perennemente a dieta, rinunciando per sempre al punto vita e preoccupandoci a ogni battito del cuore? Assolutamente no.

Per fortuna di tutte noi, il rimedio per riattivare il metabolismo e risvegliare gli ormoni è proprio una sana attività fisica a basso impatto, come la ginnastichina. Così, come per magia, il cuore tornerà a battere all'impazzata solo per un nuovo amore o per una bella amicizia, il colorito si riaccenderà per effetto dell'ossigenazione dei tessuti, le ossa guadagneranno forza, o quanto meno saranno meno inclini alla fragilità, i muscoli reggeranno meglio la colonna vertebrale, il kiulo **TORNERÀ** a essere quello dei 20 anni (vabbè, più o meno) e voi vi sentirete energiche e **MOOOOLTO PIÙ FELICI**.

Quali esercizi fare, per quanto tempo e a che ora del giorno sono tutte variabili che dipendono in primis dal vostro grado generale di allenamento e di salute, in secondo luogo dagli obiettivi che dovete raggiungere e, infine, ma non per importanza, dal tempo che vorreste dedicare a questa pratica. Se è vero che gli esseri umani perdono gradatamente la memoria con il trascorrere del tempo, cosa comunque legata all'allenamento della memoria stessa, sappiate che il nostro corpo e i nostri muscoli, invece, ricordano tutto benissimo e quindi si riattiveranno più o meno vivacemente a seconda di quanto li avete allenati negli anni precedenti.

Quindi, se siete sempre state molto attive, i muscoli risponderanno meglio e più velocemente agli antiallenamenti e voi potrete iniziare già da un livello medio. Se, al contrario, quando il vostro metabolismo era ancora **ARZILLO** ne avete approfittato per fare le **PIGRONE** e adesso correte ai ripari, dovrete iniziare dal basso, avere l'umiltà e la pazienza di aspettare, ma sarete comunque ricompensate per la vostra costanza.

GINNASTICHINA E FISIOTERAPIA

di Laura Calore - Fisioterapista
specializzata in disfunzioni del sistema di movimento

Le proposte di attività fitness che riceviamo ogni giorno sono per la maggior parte ad alto impatto, cioè sono attività che, a causa del nostro stile di vita spesso sedentario, potrebbero **SOVRACCARICARE LE NOSTRE STRUTTURE MUSCOLO-SCHELETRICHE**. La domanda che dobbiamo porci è: "la ginnastica che faccio ora, potrebbe influenzare la qualità della mia vita tra 20 anni?". La risposta è sì.

Eseguire un movimento in modo scorretto può generare **MICROTRAUMI** che, alla lunga, possono portare a **MACROTRAUMI**, favorendo l'insorgenza di processi degenerativi come la comparsa precoce di **ARTROSI** e l'**ASSOTTIGLIAMENTO DELLA CARTILAGINE**.

Facciamo un esempio pratico: l'esercizio per tonificare gli addominali più inflazionato nella storia del fitness è il crunch. L'abbiamo visto eseguire in qualsiasi modo, a qualsiasi velocità e da persone di ogni età. Ma, come si esegue correttamente?

La "tartaruga" non è altro che il muscolo retto dell'addome, un muscolo che, se non è allenato bene, può portare a disfunzioni della colonna vertebrale e delle anche, con conseguenti dolori. Come sapientemente ci insegna la ginnastichina, quindi, gli addominali andrebbero eseguiti così:

✔ mani dietro la nuca, gomiti stretti, collo piegato e sguardo rivolto verso il basso, per dare sostegno alla cervicale e non sovraccaricare i muscoli del collo;

✔ bacino in retroversione per dare stabilità alla lombare, non far lavorare i muscoli flessori dell'anca e ottimizzare la contrazione del muscolo retto dell'addome.

Durante l'esecuzione di un esercizio si attivano più muscoli contemporaneamente, ma riducendo al minimo l'influenza di alcuni di questi renderemo l'esercizio **PIÙ EFFICACE ED EFFICIENTE**. Con gli accorgimenti di Fede, infatti, attiveremo di più l'addome e meno il collo ed eviteremo dolori e fatiche inutili. Questo vale per ogni gesto che eseguiamo nella nostra vita quotidiana, ecco perché è fondamentale prestare attenzione a come ci muoviamo. **MUOVERSI BENE È FONDAMENTALE PER FARE PREVENZIONE, ESSERE SANI, IN FORMA E SENZA DOLORI.**

Prima di cominciare un programma di antiallenamento, come ho già detto, fate una bella visita medica e un elettrocardiogramma, poi chiedete al vostro medico di base di seguirvi e, se volete anche perdere peso, unite all'esercizio fisico un regime alimentare "VIRTUOSO", cercando di evitare o quanto meno di contenere gli eccessi. Insomma, dopo i 40 anni si dovrebbe imparare ad abbracciare con gioia una certa moderazione: nei costumi, nella dieta, nel fitness. Fanno eccezione i sentimenti, l'autostima e la consapevolezza: questi sì, dovete elevarli alle stelle. SIETE GRANDI, NON VECCHIE!

PRONTA AD AFFRONTARE UN NUOVO VIAGGIO

Ciao Fede,
sono una donna di 50 anni, che nella vita non ha mai pensato
nemmeno per un minuto alla menopausa. Fin da quando ero giovane
sono sempre stata attiva e ho praticato molti sport, anche a livello
agonistico, quindi il mio fisico non mi ha mai dato problemi.
Sono una "buona forchetta", ma anche questo fatto non mi ha
procurato chili in eccesso, visto che il mio metabolismo funzionava
piuttosto bene. Poi, è arrivata la menopausa e, da un giorno all'altro,
sembra che qualcuno, dentro di te, abbia azionato il freno a mano
e abbassato le luci. Improvvisamente, la pelle si fa opaca e poco
tonica, lo sguardo perde brillantezza, il vitino da vespa comincia
a debordare dai jeans. Che mi succede, mi sono chiesta? Essendo
di natura combattiva ho provato a contrastare tutto questo con una
dose massiccia di esercizio fisico. Sono arrivata anche a 5 sedute
a settimana di crossfit, di quelle massacranti e senza sosta. Risultato:
pelle più secca, colorito e capelli più sciupati, stanchezza cronica
e una magrezza insana, che svaniva non appena rallentavo il ritmo.

È così che ho cominciato a informarmi e ad affrontare la menopausa.
Ho capito che probabilmente c'era un modo giusto per vivere anche
questa fase della vita. Ho invertito la rotta, cambiato i ritmi, scoperto
un nuovo modo di mangiare e di bere e una nuova rilassatezza.
Ho cominciato a camminare tutti i giorni per almeno 3 o 4 chilometri,
andando e tornando dal lavoro a piedi. Infine, ho scoperto la tua
ginnastichina, alla quale sono arrivata naturalmente al termine
del mio percorso di rinascita. Oggi mi sento bella e piena di una
nuova vita. Grazie a te, e grazie anche a me che sono stata capace
di fermarmi e ripartire per un nuovo viaggio.

#MENOPAUSAMIFAIUNBAFFO #NUOVAVITA #EQUILIBRIO #NOTIZIABELLA

UN ASSAGGINO DI GINNASTICHINA

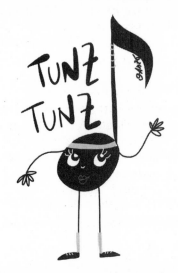

#INFORMACONFEDE

Dopo avervi raccontato tutto, ma proprio tutto,
della ginnastichina (e non solo) è arrivato
il momento di liberarsi della "divanite acuta"
e di mettersi al lavoro. Scegliete la vostra
musica preferita e... iniziamo!

Tutte noi abbiamo un capo di abbigliamento che abbiamo indossato qualche anno fa e che ora ci sta strettino. O forse, al contrario, è diventato troppo largo perché abbiamo perso un po' di tono muscolare. Parlo di quel paio di jeans che vi piaceva tanto e che vi faceva sentire delle GRAN GNOCCHE quando lo indossavate, mentre ora riposa dimenticato in un cassetto perché la magia, all'improvviso, è svanita. Ecco, ora avete un buon motivo, anche se puramente estetico in questo caso, per darvi da fare con la GINNASTICHINA. Nelle prossime pagine ne trovate un ASSAGGINO:

✔ tanti ESERCIZIETTI A CORPO LIBERO da provare subito (da pagina 155 a pagina 171);

✔ un PROGRAMMA COMPLETO DI ANTIALLENAMENTO della durata di 4 settimane con un piccolo FITNESS NOTE BOOK da compilare all'inizio di ogni settimana (da pagina 173 a pagina 189).

Prima di iniziare, però, leggete con molta attenzione il DECALOGO DELLA GINNASTICHINA che trovate a pagina 154, è importante che lo memorizziate bene. Lo so cosa state per chiedermi ora, la domanda di rito di tutte le mie antiallieve è sempre la stessa: "Fede, quando vedrò i primi risultati?".

La risposta è semplice: se abbinerete all'attività fisica una corretta alimentazione e sarete costanti nei vostri **ANTIALLENAMENTI** (almeno **3 VOLTE ALLA SETTIMANA**, unite a un buon **WALKING MIX** nei giorni di riposo), sicuramente i risultati arriveranno presto!

Certo, bisogna considerare le numerose variabili che ci distinguono le une dalle altre, ma ricordate che il segreto è la costanza e la leggerezza mentale nell'affrontare la *remise en forme*! Se vi aspettate di diventare una Barbie nel giro di 2 mesi, purtroppo rimarrete deluse. Il corpo ha bisogno di adattarsi al nuovo stile di vita e più siete state sedentarie in passato, meno velocemente risponderà agli esercizi. Ma non temete, quei jeans nel cassetto li indosserete di nuovo! Datevi tempo.

P.S. Da questo momento in avanti non mi rivolgerò più a voi, ma parlerò proprio a te, nuova aspirante **ANTIALLIEVA**.

IL DECALOGO
DELLA GINNASTICHINA

1 - Prima di affrontare il tuo programma di allenamento, fai un **ELETTROCARDIOGRAMMA** sotto sforzo e una **VISITA MEDICA** che accerti il tuo stato di salute.

2 - Scegli il **MOMENTO DELLA GIORNATA** in cui ti senti più energica.

3 - Indossa un **ABBIGLIAMENTO FITNESS** colorato che ti metta allegria e che ti faccia sentire carina, non mortificarti con una tuta grigia extralarge!

4 - Procurati un **TAPPETINO** di quelli che si utilizzano anche per lo yoga, né troppo sottile, né troppo alto e morbido.

5 - Scegli una **SCARPA** che rispetti il tuo piede, ammortizzando bene l'appoggio. Non farti condizionare dalla moda o dalla marca, ma rivolgiti a un negozio di articoli sportivi che possa consigliarti il modello più adatto a te.

6 - Durante gli esercizi controlla sempre l'esecuzione del **MOVIMENTO**: dovrà essere **LENTO, PRECISO E FLUIDO**.

7 - La **RESPIRAZIONE** deve essere pensata: inspira dal naso ed espira dalla bocca. Non andare mai in affanno.

8 - Quando esegui gli esercizi a terra, sul tappetino, l'**ADDOME** deve essere contratto e la **COLONNA VERTEBRALE** completamente appoggiata al pavimento. Se ti irrigidisci o inarchi la schiena è il momento di fermarti: significa che l'addome non è abbastanza forte da permetterti di eseguire correttamente l'esercizio.

9 - Il numero di **RIPETIZIONI** per esercizio è un valore indicativo. Non oltrepassare mai i tuoi limiti fisici, ma cerca di essere obiettiva e rispetta il tuo corpo.

10 - **TRA UN ESERCIZIO E L'ALTRO, RIPOSATI** per tutto il tempo che vuoi!

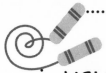

WALKING AVANTI E INDIETRO

RISCALDAMENTO
ES. **1**

A COSA SERVE: questo esercizietto cardiovascolare prepara l'organismo a un'attività fisica muscolare più intensa e stimola la catena cinetica posteriore (in particolare la zona delle "retro coscette" e le "ciapet").

QUANDO FARLO: nella fase di riscaldamento cardiovascolare, prima degli esercizi di tonificazione statica.

COME ESEGUIRLO: cammina semplicemente avanti e indietro, oscillando le braccia. Tieni le spalle rilassate e focalizza l'attenzione sul lavoro muscolare di addome e glutei, in modo da sostenere bene la colonna vertebrale. Mentre cammini in avanti, appoggia bene la pianta del piede a terra, partendo dal tallone per passare al mesopiede e all'avampiede. La respirazione è libera.

PER QUANTO TEMPO/QUANTE RIPETIZIONI: da un minimo di 30 secondi a un massimo di 1 minuto, a seconda del tuo livello di allenamento.

FAI ATTENZIONE A: non "spanciare" e non "skiulare".

OBIETTIVO ESTETICO: dimagrimento.

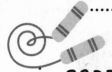

CORDICELLA IMMAGINARIA

A COSA SERVE: questo esercizietto cardiovascolare ti farà ritornare bambina per un po'. Preparati a fare un tuffo nel passato, ricordando i pomeriggi trascorsi in cortile a saltare la corda con le amichette.

QUANDO FARLO: nella fase di riscaldamento cardiovascolare, prima degli esercizi di tonificazione statica.

COME ESEGUIRLO: fai dei piccoli saltelli a piedi pari, mantenendo i piedi uniti e le braccia distese lungo i fianchi. Quando salti, immagina di tenere tra le mani una corda e falla girare mimandone il movimento con i polsi.

PER QUANTO TEMPO/QUANTE RIPETIZIONI: da un minimo di 5 secondi fino a un massimo di 30, a seconda del tuo livello di allenamento. Se hai problemi muscolari o articolari non eseguire questo esercizio.

FAI ATTENZIONE A: atterrare in maniera morbida al termine di ogni saltello.

OBIETTIVO ESTETICO: dimagrimento.

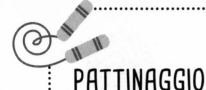

PATTINAGGIO

RISCALDAMENTO ES.3

A COSA SERVE: questo esercizietto cardiovascolare stimola in particolare i glutei, con una leggera tonificazione di tutta la catena cinetica posteriore.

QUANDO FARLO: nella fase di riscaldamento cardiovascolare, prima degli esercizi di tonificazione statica.

COME ESEGUIRLO: mima il movimento che fanno le gambe durante il pattinaggio, focalizzando l'attenzione sul lavoro muscolare di addome e glutei. Divarica le gambe, tieni il busto e il bacino ben fermi ed esegui dei piccoli slancetti all'indietro. Per aiutarti, immagina di avere una nocciolina tra le "ciapet" e pensa di schiacciarla per non farla cadere a terra. L'immaginazione fa grandi cose!

PER QUANTO TEMPO/QUANTE RIPETIZIONI: da un minimo di 30 secondi a un massimo di 1 minuto, a seconda del tuo livello di allenamento.

FAI ATTENZIONE A: mantenere la retroversione del bacino. Se comprimi correttamente i glutei, la gamba non può salire oltre il dovuto. Al contrario, se la gamba sale eccessivamente significa che la contrazione dei glutei non è eseguita nel modo giusto e potrebbe risentirne la zona lombare.

OBIETTIVO ESTETICO: tonificazione glutei.

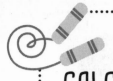

CALCI VOLANTI LATERALI

A COSA SERVE: questo è un esercizietto cardiovascolare che ti gasa...

QUANDO FARLO: nella fase di riscaldamento cardiovascolare, prima degli esercizi di tonificazione statica.

COME ESEGUIRLO: fai 3 passi di marcia sul posto, poi, senza fermarti, fletti il ginocchio destro al petto e distendi la gamba slanciandola lateralmente rispetto al busto. Mentre esegui lo slancio mantieni il piede destro a martello. Ritorna alla posizione iniziale e riprendi a marciare sul posto, inserendo ogni 3 passi un calcio laterale in maniera alternata (destra/sinistra).

PER QUANTO TEMPO/QUANTE RIPETIZIONI: da un minimo di 3 a un massimo di 10 ripetizioni per ciascuna gamba, a seconda del tuo livello di allenamento.

FAI ATTENZIONE A: non "spanciare" e non "skiulare". Mantieni la retroversione del bacino, con il peso del corpo spostato leggermente in avanti per evitare di inarcare la schiena. Espira più profondamente mentre esegui lo slancio.

OBIETTIVO ESTETICO: dimagrimento/tonificazione addome e glutei.

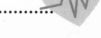

PLANK A BRACCIA TESE

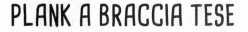

TONIFICAZIONE ES. 5

A COSA SERVE: questo esercizietto di tonificazione generale coinvolge prevalentemente la muscolatura addominale.

QUANDO FARLO: nella fase di tonificazione, dopo esserti riscaldata con l'attività cardiovascolare.

COME ESEGUIRLO: mettiti in posizione di quadrupedia sul tappetino e tieni le braccia distese con i polsi in linea con le spalle. Contrai la pancia ed esegui la retroversione del bacino. Distendi le gambe all'indietro, appoggiando gli avampiedi a terra. Allontana le spalle dalle orecchie e apri bene le scapole. La respirazione deve essere "pensata": inspira dal naso ed espira dalla bocca. Guarda in basso e contrai i glutei per salvaguardare la zona lombare e mantenere la posizione corretta.

PER QUANTO TEMPO/QUANTE RIPETIZIONI: mantieni la posizione per il tempo che riesci. La tenuta migliora con la pratica, ma se l'esercizio è eseguito correttamente, focalizzando al massimo l'attenzione sul lavoro muscolare dell'addome, diventa difficile mantenere la posizione per più di 1 minuto.

FAI ATTENZIONE A: non "spanciare" e non "skiulare". Il bacino non deve risultare né troppo alto né troppo basso. Distribuisci bene il peso del corpo e fermati prima di andare in apnea o in iperaffanno.

OBIETTIVO ESTETICO: tonificazione generale.

ELASTICO DI RIPOSO

TONIFICAZIONE ES. 6

A COSA SERVE: è una posizione di riposo e allungamento che deve essere eseguita tra un esercizio di tonificazione e l'altro. Si potrebbe anche dire che è uno dei segreti dell'antiallenamento, perché il riposo defatica l'organismo e lo prepara a eseguire gli esercizi successivi con precisione e resa maggiori.

QUANDO FARLO: nella fase di tonificazione. Esegui questo esercizio tutte le volte che ne hai bisogno.

COME ESEGUIRLO: sdraiati supina sul tappetino, tieni le braccia ben distese sopra la testa e le gambe anch'esse distese. Lasciati andare e respira tenendo gli occhi chiusi per rilassarti maggiormente.

PER QUANTO TEMPO/QUANTE RIPETIZIONI: mantieni la posizione per tutto il tempo che ti serve a recuperare.

FAI ATTENZIONE A: non forzare l'allungamento. Devi essere completamente rilassata.

OBIETTIVO ESTETICO: il riposo tra un esercizio e l'altro serve a non accumulare sostanze di scarto nell'organismo e diminuisce la possibilità che il corpo trattenga liquidi in eccesso. Più ti riposi tra un esercizio intenso e l'altro, più riduci la ritenzione idrica.

POMPA DELL'ACQUA

TONIFICAZIONE ES. 7

A COSA SERVE: questo è l'esercizio perfetto per la tonificazione delle "ciapet", nonché uno degli esercizi storici della ginnastichina! Volete che vi sveli una curiosità? L'ho chiamato così perché il movimento che il corpo compie per eseguirlo simula quello delle vecchie pompe dell'acqua che comparivano nei vecchi film ambientati nel Far West. Da bambina li adoravo!

QUANDO FARLO: nella fase di tonificazione, dopo esserti riscaldata con l'attività cardiovascolare.

COME ESEGUIRLO: sdraiati supina sul tappetino, con le gambe piegate e i piedi appoggiati a terra. Tieni le braccia ben distese sopra la testa e muovile, facendole scendere lungo i fianchi, mentre sollevi il bacino da terra. Quando esegui il movimento del bacino, contrai i glutei ed espira.

PER QUANTO TEMPO/QUANTE RIPETIZIONI: da un minimo di 20 ripetizioni a un massimo di 30, a seconda del tuo livello di allenamento.

FAI ATTENZIONE A: salire velocemente e scendere lentamente. Il movimento braccia/bacino deve essere simultaneo. Quando sollevi il bacino espira profondamente e fai attenzione a non inarcare la schiena.

OBIETTIVO ESTETICO: minimizzare le *culotte de cheval*.

RANOCCHIA

A COSA SERVE: questo esercizietto tonifica l'addome e l'interno coscia e ha un'azione drenante... da paura!

QUANDO FARLO: nella fase di tonificazione, dopo esserti riscaldata con l'attività cardiovascolare.

COME ESEGUIRLO: sdraiati supina sul tappetino, con le gambe distese a terra. Tieni le braccia rilassate lungo i fianchi. Porta le ginocchia al petto, prima una gamba e poi l'altra. Fai aderire bene a terra il tratto lombare della colonna vertebrale, focalizzando l'attenzione sul lavoro muscolare dell'addome. Divarica leggermente le gambe ed esegui dei movimenti di flessione e distensione, mantenendo i piedi a martello. Il movimento deve essere perpendicolare al pavimento e simulare lo slancio che compiono le gambe durante il nuoto a rana.

PER QUANTO TEMPO/QUANTE RIPETIZIONI: da un minimo di 8 ripetizioni a un massimo di 20, a seconda del tuo livello di allenamento.

FAI ATTENZIONE A: non inarcare la schiena. Rilassa il collo e le spalle. Tieni il mento rivolto verso il petto; se ti risulta difficile puoi posizionare un piccolo rialzo sotto la testa (un asciugamano arrotolato o un cuscino sottile). Espira mentre spingi le gambe verso l'alto.

OBIETTIVO ESTETICO: tonificazione addome e interno coscia.

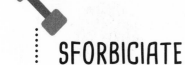

SFORBICIATE

A COSA SERVE: questo esercizietto tonifica l'addome, drenando i liquidi in eccesso.

QUANDO FARLO: nella fase di tonificazione, dopo esserti riscaldata con l'attività cardiovascolare.

COME ESEGUIRLO: sdraiati supina sul tappetino e fletti leggermente il busto in avanti, sollevando da terra la testa, le spalle e le scapole (se fai troppa fatica puoi eseguire l'esercizio anche con il busto e la testa appoggiati a terra). Distendi la gamba destra verso l'alto, appoggiando la mano destra dietro il ginocchio e la sinistra dietro la coscia. Tieni la gamba sinistra distesa e leggermente sollevata da terra. Esegui delle sforbiciate alternate (destra/sinistra), sostenendo sempre la gamba con le mani e mantenendo il busto e la testa ben fermi.

PER QUANTO TEMPO/QUANTE RIPETIZIONI: da un minimo di 5 ripetizioni a un massimo di 15-20 per ciascuna gamba, a seconda del tuo livello di allenamento.

FAI ATTENZIONE A: respirare profondamente e a non inarcare la schiena. Mantieni la zona lombare ben appoggiata a terra, attivando la muscolatura addominale. Tieni il mento rivolto verso il petto e lo sguardo verso l'ombelico, se ti risulta difficile puoi posizionare un piccolo rialzo sotto la testa.

OBIETTIVO ESTETICO: migliorare il tono addominale e l'elasticità delle gambe.

SWEET BURPEES

A COSA SERVE: questo esercizietto ha un'azione sia cardiovascolare sia di tonificazione generale e coinvolge prevalentemente la muscolatura dell'addome e delle braccia.

QUANDO FARLO: nella fase di tonificazione, dopo esserti riscaldata con l'attività cardiovascolare.

COME ESEGUIRLO: partendo dalla posizione eretta, guarda verso il basso e scendi fino ad appoggiare le mani a terra, vicino ai piedi. Esegui un balzo all'indietro, slanciando simultaneamente entrambe le gambe e rimanendo in appoggio su mani e piedi. Focalizza bene l'attenzione sul lavoro muscolare dell'addome, realizzando un vero e proprio plank a braccia tese. Esegui un altro balzo a piedi uniti per riavvicinarli alle mani, poi ritorna in posizione eretta srotolando lentamente la colonna vertebrale, vertebra dopo vertebra.
Tra uno sweet burpees e l'altro, cammina e riposati per tutto il tempo che ti serve a recuperare.

PER QUANTO TEMPO/QUANTE RIPETIZIONI: da un minimo di 3 ripetizioni a un massimo di 8, a seconda del tuo livello di allenamento.

FAI ATTENZIONE A: eseguire i movimenti lentamente e precisamente, per ottimizzare il lavoro muscolare.

OBIETTIVO ESTETICO: rinforzo muscolare generale.

GRANCHIETTO LATERALE

A COSA SERVE: questo esercizietto di tonificazione agisce soprattutto sulla muscolatura di cosce e glutei.

QUANDO FARLO: nella fase di tonificazione, dopo esserti riscaldata con l'attività cardiovascolare

COME ESEGUIRLO: partendo dalla posizione eretta, con la pianta del piede ben appoggiata a terra, piega le ginocchia portando indietro il peso del corpo e spostandolo sui talloni. Focalizza bene l'attenzione sul lavoro muscolare dei glutei e delle cosce, mentre ti sposti lateralmente da una parte e dall'altra, mantenendo sempre la posizione a mezzo squat.

PER QUANTO TEMPO/QUANTE RIPETIZIONI: da un minimo di 10 secondi a un massimo di 30, a seconda del tuo livello di allenamento.

FAI ATTENZIONE A: non sbilanciarti in avanti caricando il peso del corpo sulle ginocchia. Appoggia bene a terra tutta la pianta del piede.

OBIETTIVO ESTETICO: tonificazione cosce e glutei.

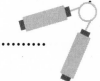

MEZZO PLANK FRONTALE

A COSA SERVE: questo esercizietto di tonificazione generale agisce soprattutto sulla muscolatura dell'addome.

QUANDO FARLO: nella fase di tonificazione, dopo esserti riscaldata con l'attività cardiovascolare

COME ESEGUIRLO: mettiti in posizione di quadrupedia e appoggia gli avambracci sul tappetino con i gomiti in linea con le spalle. Contrai la pancia ed esegui la retroversione del bacino. Distendi le gambe all'indietro, appoggiando gli avampiedi a terra. Allontana le spalle dalle orecchie e apri bene le scapole. La respirazione deve essere "pensata": inspira dal naso ed espira dalla bocca. Guarda in basso e contrai i glutei per salvaguardare la zona lombare e mantenere la posizione corretta.

PER QUANTO TEMPO/QUANTE RIPETIZIONI: mantieni la posizione per il tempo che riesci, da un minimo di 10 secondi a un massimo di 1 minuto, a seconda del tuo livello di allenamento.

FAI ATTENZIONE A: non "spanciare" e non "skiulare". Distribuisci bene il peso del corpo e fermati prima di andare in apnea o in iperaffanno.

OBIETTIVO ESTETICO: tonificazione generale e addome definito.

MEZZO PLANK LATERALE

TONIFICAZIONE ES. 13

A COSA SERVE: questo esercizietto di tonificazione generale agisce soprattutto sulla muscolatura della fascia laterale dell'addome.

QUANDO FARLO: nella fase di tonificazione, dopo esserti riscaldata con l'attività cardiovascolare

COME ESEGUIRLO: mettiti in posizione di quadrupedia e appoggia l'avambraccio destro sul tappetino con il gomito in linea con la spalla. Posiziona la mano sinistra sul fianco sinistro e distendi le gambe lateralmente. Contrai la pancia ed esegui la retroversione del bacino. Allontana le spalle dalle orecchie e apri bene le scapole. La respirazione deve essere "pensata": inspira dal naso ed espira dalla bocca. Guarda in avanti e contrai i glutei per salvaguardare la zona lombare e mantenere la posizione corretta.

PER QUANTO TEMPO/QUANTE RIPETIZIONI: mantieni la posizione per il tempo che riesci, da un minimo di 10 secondi a un massimo di 1 minuto, a seconda del tuo livello di allenamento.

FAI ATTENZIONE A: non "spanciare" e non "skiulare". Distribuisci bene il peso del corpo e fermati prima di andare in apnea o in iperaffanno.

OBIETTIVO ESTETICO: tonificazione della sezione obliqua dell'addome e tonificazione generale.

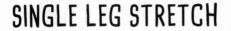

SINGLE LEG STRETCH

TONIFICAZIONE ES. 14

A COSA SERVE: questo esercizietto di tonificazione agisce soprattutto sulla muscolatura dell'addome e stimola l'allungamento della catena cinetica posteriore.

QUANDO FARLO: nella fase di tonificazione, dopo esserti riscaldata con l'attività cardiovascolare

COME ESEGUIRLO: sdraiati supina sul tappetino e fletti leggermente il busto in avanti, sollevando da terra la testa, le spalle e le scapole. Porta il ginocchio destro al petto, appoggiando la mano destra sul ginocchio e la mano sinistra sulla tibia, per sostenere la gamba, senza premere. Alterna la flessione e la distensione degli arti inferiori (destra/sinistra) senza appoggiare i piedi a terra. Mantieni la zona lombare ben appoggiata a terra. Mentre distendi le gambe, espira profondamente e fai scendere l'ombelico, svuotando l'addome come se fosse un palloncino.

PER QUANTO TEMPO/QUANTE RIPETIZIONI: da un minimo di 5 ripetizioni a un massimo di 20 per ciascuna gamba, a seconda del tuo livello di allenamento.

FAI ATTENZIONE A: mantenere i gomiti ben aperti e l'addome e i glutei contratti. Tieni il mento rivolto verso il petto e lo sguardo verso l'ombelico.

OBIETTIVO ESTETICO: gambe affusolate e vitino da vespa.

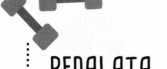

PEDALATA DELLA NONNA

A COSA SERVE: questo esercizietto di tonificazione agisce soprattutto sulla muscolatura dell'addome.

QUANDO FARLO: nella fase di tonificazione, dopo esserti riscaldata con l'attività cardiovascolare.

COME ESEGUIRLO: sdraiati supina sul tappetino con le braccia distese lungo i fianchi. Allontana le spalle dalle orecchie e apri bene le scapole. Guarda in basso ed esegui con le gambe dei movimenti semicircolari e perpendicolari al pavimento, mimando l'azione di una pedalata. La respirazione deve essere profonda e "pensata": inspira dal naso ed espira dalla bocca.

PER QUANTO TEMPO/QUANTE RIPETIZIONI: da un minimo di 10 secondi a un massimo di 30, a seconda del tuo livello di allenamento.

FAI ATTENZIONE A: non "spanciare" e non "skiulare". Il movimento delle gambe deve essere direzionato verso l'alto, non in avanti.

OBIETTIVO ESTETICO: drenare e tonificare l'addome.

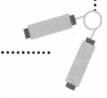

BRUM BRUM

A COSA SERVE: questo è un esercizietto drenante che puoi fare in qualunque momento della giornata.

QUANDO FARLO: nella fase finale del tuo antiallenamento o in qualunque altro momento. Va bene anche prima di andare a nanna!

COME ESEGUIRLO: sdraiati supina sul tappetino. Tieni le gambe distese e appoggiate alla parete, oppure in sospensione verso l'alto, focalizzando l'attenzione sul lavoro muscolare dell'addome per non inarcare la schiena. Esegui dei movimenti lenti e dolci di flessione e distensione dell'avampiede, in maniera alternata (destra/sinistra), come se schiacciassi ripetutamente l'acceleratore dell'automobile.

PER QUANTO TEMPO/QUANTE RIPETIZIONI: da un minimo di 3 a un massimo di 10 ripetizioni per ciascuna gamba.

FAI ATTENZIONE A: respirare profondamente e a non inarcare la schiena. Mantieni la zona lombare ben appoggiata a terra, attivando la muscolatura addominale. Rilassa le braccia, il collo e le spalle.

OBIETTIVO ESTETICO: drenare i liquidi in eccesso.

DOPPIA BRACCIATA A DORSO

A COSA SERVE: questo esercizietto rilassa, scioglie le tensioni del collo e delle spalle e allunga la colonna vertebrale, defaticandola.

QUANDO FARLO: nella fase finale del tuo antiallenamento.

COME ESEGUIRLO: sdraiati supina sul tappetino. Tieni le gambe distese e appoggiate alla parete, oppure a terra. Distendi le braccia lungo i fianchi, poi sollevale verso l'alto e falle scendere fino a sfiorare le orecchie. Una volta che saranno appoggiate a terra, muovile lateralmente rispetto al busto fino a ritornare nella posizione di partenza. Il movimento delle braccia deve essere simultaneo e deve simulare l'azione del nuoto a dorso.

PER QUANTO TEMPO/QUANTE RIPETIZIONI: da un minimo di 3 a un massimo di 10 ripetizioni.

FAI ATTENZIONE A: respirare profondamente e a non inarcare la schiena. Mantieni la zona lombare ben appoggiata a terra, attivando la muscolatura addominale. Rilassa il collo e le spalle. Tieni il mento rivolto verso il petto, se ti risulta difficile puoi posizionare un piccolo rialzo sotto la testa (un asciugamano arrotolato o un cuscino sottile).

OBIETTIVO ESTETICO: migliorare la postura.

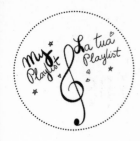

LA PLAYLIST
DELLA GINNASTICHINA

Ecco la mia **TOP TEN PERSONALE** per antiallenarmi.
Se vuoi ascoltare anche tu queste e le altre canzoni
che compongono la playlist di **#IN FORMA CON FEDE**, accedi
a Spotify dal tuo smartphone, entra nell'area di "Ricerca",
inquadra con la fotocamera lo Spotify code che trovi
in fondo alla pagina e… **BUON DIVERTIMENTO!**

1 - PUMP IT UP - ENDOR

2 - SWEET DREAMS - LA BOUCHE

3 - BOOTY - JENNIFER LOPEZ (FEAT. IGGY AZALEA)

4 - DON'T STOP THE MUSIC - RIHANNA

5 - LE FREAK - CHIC

6 - FREE - ULTRA NATÉ

7 - DON'T STOP 'TIL YOU GET ENOUGH - MICHAEL JACKSON

8 - THE LOCO-MOTION - KYLIE MINOGUE

9 - CRAZY IN LOVE - BEYONCÉ (FEAT. JAY-Z)

10 - DON'T START NOW - DUA LIPA

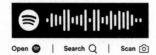

Open | Search Q | Scan

4 SETTIMANE CON FEDE

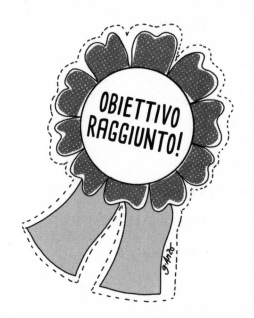

#GINNASTICHINASTOCAZZEN

Nelle prossime pagine ho strutturato un
antiallenamento completo di 4 settimane.
Nelle schede ho dato delle indicazioni
di carattere generale, che possono essere
modificate a seconda del proprio livello fitness.
L'importante è ascoltare il proprio corpo
e non andare mai in iperaffanno.

ANTIALLENAMENTO COMPLETO

LUNEDÌ / MERCOLEDÌ / VENERDÌ

BLOCCO I: RISCALDAMENTO CARDIOVASCOLARE

BALLA 2 CANZONI CHE TI PIACCIONO

WALKING AVANTI E INDIETRO	p. 155	ES. 1	1 minuto
CORDICELLA IMMAGINARIA	p. 156	ES. 2	10 ripetizioni
WALKING AVANTI E INDIETRO	p. 155	ES. 1	30 secondi
PATTINAGGIO	p. 157	ES. 3	1 minuto
CALCI VOLANTI LATERALI	p. 158	ES. 4	30 secondi

▶▶ Una volta completata la sequenza, ripeti tutti gli esercizi di questo blocco, a eccezione del ballo, per altre 2 volte.

BLOCCO II: TONIFICAZIONE

PLANK A BRACCIA TESE	p. 159	ES. 5	Tieni la posizione per il tempo che riesci
ELASTICO DI RIPOSO	p. 160	ES. 6	Tieni la posizione per il tempo che ti serve a recuperare
POMPA DELL'ACQUA	p. 161	ES. 7	15 ripetizioni

ELASTICO DI RIPOSO	p. 160	ES. 6	Tieni la posizione per il tempo che ti serve a recuperare
RANOCCHIA	p. 162	ES. 8	10 ripetizioni
ELASTICO DI RIPOSO	p. 160	ES. 6	Tieni la posizione per il tempo che ti serve a recuperare
SFORBICIATE	p. 163	ES. 9	8 ripetizioni per ciascuna gamba
ELASTICO DI RIPOSO	p. 160	ES. 6	Tieni la posizione per il tempo che ti serve a recuperare

▶▶ Una volta completata la sequenza, ripeti tutti gli esercizi di questo blocco per altre 1-2 volte.

BLOCCO III: STRETCHING DRENANTE

Alla parete. Sdraiati supina, con le gambe distese appoggiate alla parete e perpendicolari al pavimento, ed esegui:

BRUM BRUM	p. 170	ES. 16	10 ripetizioni per ciascuna gamba
DOPPIA BRACCIATA A DORSO	p. 171	ES. 17	5 ripetizioni

▶▶ Rimani in posizione statica, con le gambe distese appoggiate alla parete, per 3 minuti, poi ritorna in piedi molto lentamente, passando prima dalla posizione seduta. Mentre ti alzi, srotola lentamente la colonna vertebrale, vertebra dopo vertebra.

MARTEDÌ / GIOVEDÌ

WALKING MIX

Esegui questo "Walking mix" all'aria aperta, alternando:

CAMMINATA VELOCE	3 minuti
CORSETTA LEGGERA	1 minuto

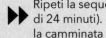 Ripeti la sequenza "3+1", descritta sopra, per 6 volte (per un totale di 24 minuti). Se per qualche motivo non puoi correre, alterna la camminata veloce a una camminata semplice. Concludi l'allenamento con lo stretching drenante.

SABATO / DOMENICA

Riposati quanto basta e fai una vita attiva, senza strafare, per ricaricare le batterie dopo una settimana di lavoro.
Scegli tra queste attività quelle che preferisci e praticale secondo le tue possibilità:

- ✔ PEDALA
- ✔ NUOTA
- ✔ GIOCA A TENNIS
- ✔ FREQUENTA UNA LEZIONE DI AQUAGYM
- ✔ FAI SHOPPING CAMMINANDO A PASSO SVELTO

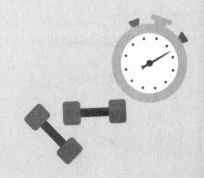

FITNESS NOTE BOOK

PESO:...74.2........................ CM: Coscia...64.5.sx-dx.......

ALTEZZA:...162................. Punto vita...85........................

Fianchi...103.......................

Prima di iniziare la settimana di allenamento, segna qui sopra le tue misure. Poi, dopo esserti allenata, annota qui sotto tutte le tue sensazioni. Rispondi alle domande barrando la casella SÌ/NO e aggiungendo qualche tua nota.

1) Dopo aver ballato in maniera libera ti senti "WOW"? SI NO

2) Durante la fase di riscaldamento cardiovascolare ti manca il fiato? SI NO

3) Senti fastidio o dolore mentre esegui gli esercizi della fase di tonificazione della ginnastichina? SI NO

4) Ti piace terminare l'antiallenamento con lo stretching drenante? SI NO

5) Ti senti energica subito dopo aver terminato l'antiallenamento? SI NO

6) Trovi che le tue gambe siano più "leggere" dopo la ginnastichina? SI NO

7) Provi una sensazione di gioia e positività al termine dell'antiallenamento? SI NO

8) Descrivi le sensazioni che hai provato durante l'antiallenamento.

_____

_____

9) Qual è l'esercizio che vorresti riuscire a eseguire meglio?

_____

10) Come ti senti il giorno dopo l'antiallenamento?

_____

_____

2ª SETTIMANA

ANTIALLENAMENTO COMPLETO

LUNEDÌ / MERCOLEDÌ / VENERDÌ

BLOCCO I: RISCALDAMENTO CARDIOVASCOLARE

BALLA 2 CANZONI CHE TI PIACCIONO

WALKING AVANTI E INDIETRO	p. 155	ES. 1	1 minuto
CORDICELLA IMMAGINARIA	p. 156	ES. 2	20 ripetizioni
WALKING AVANTI E INDIETRO	p. 155	ES. 1	1 minuto
PATTINAGGIO	p. 157	ES. 3	1 minuto
CALCI VOLANTI LATERALI	p. 158	ES. 4	30 secondi

▶▶ Una volta completata la sequenza, ripeti tutti gli esercizi di questo blocco, a eccezione del ballo, per altre 2 volte.

BLOCCO II: TONIFICAZIONE

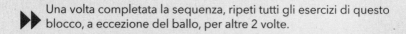

PLANK A BRACCIA TESE	p. 159	ES. 5	Tieni la posizione per il tempo che riesci
ELASTICO DI RIPOSO	p. 160	ES. 6	Tieni la posizione per il tempo che ti serve a recuperare
POMPA DELL'ACQUA	p. 161	ES. 7	20 ripetizioni

ELASTICO DI RIPOSO	p. 160	**ES. 6**	Tieni la posizione per il tempo che ti serve a recuperare
RANOCCHIA	p. 162	**ES. 8**	15 ripetizioni
ELASTICO DI RIPOSO	p. 160	**ES. 6**	Tieni la posizione per il tempo che ti serve a recuperare
SFORBICIATE	p. 163	**ES. 9**	12 ripetizioni per ciascuna gamba
ELASTICO DI RIPOSO	p. 160	**ES. 6**	Tieni la posizione per il tempo che ti serve a recuperare

▶▶ Una volta completata la sequenza, ripeti tutti gli esercizi di questo blocco per altre 1-2 volte.

BLOCCO III: STRETCHING DRENANTE

Alla parete. Sdraiati supina, con le gambe distese appoggiate alla parete e perpendicolari al pavimento, ed esegui:

BRUM BRUM	p. 170	**ES. 16**	10 ripetizioni per ciascuna gamba
DOPPIA BRACCIATA A DORSO	p. 171	**ES. 17**	5 ripetizioni

▶▶ Rimani in posizione statica, con le gambe distese appoggiate alla parete, per 3 minuti, poi ritorna in piedi molto lentamente, passando prima dalla posizione seduta. Mentre ti alzi, srotola lentamente la colonna vertebrale, vertebra dopo vertebra.

MARTEDÌ / GIOVEDÌ

WALKING MIX

Esegui questo "Walking mix" all'aria aperta, alternando:

CAMMINATA VELOCE	5 minuti
CORSETTA LEGGERA	3 minuti

 Ripeti la sequenza "5+3", descritta sopra, per 4 volte (per un totale di 32 minuti). Se per qualche motivo non puoi correre, alterna la camminata veloce a una camminata semplice. Concludi l'allenamento con lo stretching drenante.

SABATO / DOMENICA

Riposati quanto basta e fai una vita attiva, senza strafare, per ricaricare le batterie dopo una settimana di lavoro.
Scegli tra queste attività quelle che preferisci e praticale secondo le tue possibilità:

- ✔ PEDALA
- ✔ NUOTA
- ✔ GIOCA A TENNIS
- ✔ FREQUENTA UNA LEZIONE DI AQUAGYM
- ✔ FAI SHOPPING CAMMINANDO A PASSO SVELTO

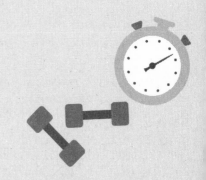

FITNESS NOTE BOOK

PESO:...............................   CM: Coscia...............................

ALTEZZA:...........................   Punto vita...........................

                                            Fianchi...............................

Prima di iniziare la settimana di allenamento, segna qui sopra le tue misure. Poi, dopo esserti allenata, annota qui sotto tutte le tue sensazioni. Rispondi alle domande barrando la casella SÌ/NO e aggiungendo qualche tua nota.

1) Dopo aver ballato in maniera libera ti senti "WOW"?   SI   NO

2) Durante la fase di riscaldamento cardiovascolare ti manca il fiato?   SI   NO

3) Senti fastidio o dolore mentre esegui gli esercizi della fase di tonificazione della ginnastichina?   SI   NO

4) Ti piace terminare l'antiallenamento con lo stretching drenante?   SI   NO

5) Ti senti energica subito dopo aver terminato l'antiallenamento?   SI   NO

6) Trovi che le tue gambe siano più "leggere" dopo la ginnastichina?   SI   NO

7) Provi una sensazione di gioia e positività al termine dell'antiallenamento?   SI   NO

8) Descrivi le sensazioni che hai provato durante l'antiallenamento.

_____

_____

9) Qual è l'esercizio che vorresti riuscire a eseguire meglio?

_____

10) Come ti senti il giorno dopo l'antiallenamento?

_____

_____

3ª SETTIMANA

ANTIALLENAMENTO COMPLETO

BLOCCO I: RISCALDAMENTO CARDIOVASCOLARE

BALLA PER 20 MINUTI ASCOLTANDO
LE CANZONI CHE PREFERISCI

BLOCCO II: TONIFICAZIONE

SWEET BURPEES	p. 164	ES. 10	5 ripetizioni (tra una ripetizione e l'altra riposati per tutto il tempo che ti serve a recuperare)
GRANCHIETTO LATERALE	p. 165	ES. 11	20 secondi
MEZZO PLANK FRONTALE	p. 166	ES. 12	Tieni la posizione per il tempo che riesci
ELASTICO DI RIPOSO	p. 160	ES. 6	Tieni la posizione per il tempo che ti serve a recuperare

MEZZO PLANK LATERALE	p. 167	ES. 13	Tieni la posizione per il tempo che riesci
ELASTICO DI RIPOSO	p. 160	ES. 6	Tieni la posizione per il tempo che ti serve a recuperare

SINGLE LEG STRETCH	p. 168	ES. 14	10 ripetizioni

▶▶ Una volta completata la sequenza, ripeti tutti gli esercizi di questo blocco un'altra volta.

BLOCCO III: STRETCHING DRENANTE

Alla parete. Sdraiati supina, con le gambe distese appoggiate alla parete e perpendicolari al pavimento, ed esegui:

BRUM BRUM	p. 170	ES. 16	10 ripetizioni per ciascuna gamba
DOPPIA BRACCIATA A DORSO	p. 171	ES. 17	5 ripetizioni

▶▶ Rimani in posizione statica, con le gambe distese appoggiate alla parete, per 3 minuti, poi ritorna in piedi molto lentamente, passando prima dalla posizione seduta. Mentre ti alzi, srotola lentamente la colonna vertebrale, vertebra dopo vertebra.

MARTEDÌ / GIOVEDÌ

WALKING MIX

Esegui questo "Walking mix" all'aria aperta, alternando:

CAMMINATA	3 minuti
CORSETTA LEGGERA	1 minuto
PATTINAGGIO	30 secondi
CORSETTA SPRINT	1 minuto, correndo quasi alla massima velocità

 Ripeti la sequenza descritta sopra fino ad arrivare a un totale di 25 minuti. Se per qualche motivo non puoi correre, alterna la camminata semplice a una camminata più veloce. Concludi l'allenamento con lo stretching drenante.

SABATO / DOMENICA

Riposati quanto basta e fai una vita attiva, senza strafare, per ricaricare le batterie dopo una settimana di lavoro.
Scegli tra queste attività quelle che preferisci e praticale secondo le tue possibilità:

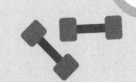

- ✔ PEDALA
- ✔ NUOTA
- ✔ GIOCA A TENNIS
- ✔ FREQUENTA UNA LEZIONE DI AQUAGYM
- ✔ FAI SHOPPING CAMMINANDO A PASSO SVELTO

FITNESS NOTE BOOK

PESO:.......................   **CM:**   Coscia...........................

ALTEZZA:.........................   Punto vita........................

                                Fianchi............................

Prima di iniziare la settimana di allenamento, segna qui sopra le tue misure. Poi, dopo esserti allenata, annota qui sotto tutte le tue sensazioni. Rispondi alle domande barrando la casella SÌ/NO e aggiungendo qualche tua nota.

1) Dopo aver ballato in maniera libera ti senti "WOW"?   SI   NO

2) Durante la fase di riscaldamento cardiovascolare ti manca il fiato?   SI   NO

3) Senti fastidio o dolore mentre esegui gli esercizi della fase di tonificazione della ginnastichina?   SI   NO

4) Ti piace terminare l'antiallenamento con lo stretching drenante?   SI   NO

5) Ti senti energica subito dopo aver terminato l'antiallenamento?   SI   NO

6) Trovi che le tue gambe siano più "leggere" dopo la ginnastichina?   SI   NO

7) Provi una sensazione di gioia e positività al termine dell'antiallenamento?   SI   NO

8) Descrivi le sensazioni che hai provato durante l'antiallenamento.

_____

_____

9) Qual è l'esercizio che vorresti riuscire a eseguire meglio?

_____

10) Come ti senti il giorno dopo l'antiallenamento?

_____

_____

4ª SETTIMANA

ANTIALLENAMENTO COMPLETO

LUNEDÌ / MERCOLEDÌ / VENERDÌ

BLOCCO I: RISCALDAMENTO CARDIOVASCOLARE

BALLA 2 CANZONI CHE TI PIACCIONO

WALKING AVANTI E INDIETRO	p. 155	**ES. 1**	1 minuto
CORDICELLA IMMAGINARIA	p. 156	**ES. 2**	30 ripetizioni
WALKING AVANTI E INDIETRO	p. 155	**ES. 1**	1 minuto
PATTINAGGIO	p. 157	**ES. 3**	1 minuto
CALCI VOLANTI LATERALI	p. 158	**ES. 4**	8 ripetizioni per ciascuna gamba

▶▶ Una volta completata la sequenza, ripeti tutti gli esercizi di questo blocco, a eccezione del ballo, per altre 2 volte.

BLOCCO II: TONIFICAZIONE

MEZZO PLANK FRONTALE	p. 166	**ES. 12**	Tieni la posizione per il tempo che riesci
ELASTICO DI RIPOSO	p. 160	**ES. 6**	Tieni la posizione per il tempo che ti serve a recuperare
PLANK A BRACCIA TESE	p. 159	**ES. 5**	Tieni la posizione per il tempo che riesci

POMPA DELL'ACQUA	p. 161	ES. 7	20 ripetizioni
ELASTICO DI RIPOSO	p. 160	ES. 6	Tieni la posizione per il tempo che ti serve a recuperare
PEDALATA DELLA NONNA	p. 169	ES. 15	15 secondi
ELASTICO DI RIPOSO	p. 160	ES. 6	Tieni la posizione per il tempo che ti serve a recuperare
RANOCCHIA	p. 162	ES. 8	20 ripetizioni
ELASTICO DI RIPOSO	p. 160	ES. 6	Tieni la posizione per il tempo che ti serve a recuperare

▶▶ Una volta completata la sequenza, ripeti tutti gli esercizi di questo blocco per altre 1-2 volte.

BLOCCO III: STRETCHING DRENANTE

Alla parete. Sdraiati supina, con le gambe distese appoggiate alla parete e perpendicolari al pavimento, ed esegui:

| BRUM BRUM | p. 170 | ES. 16 | 10 ripetizioni per ciascuna gamba |
| DOPPIA BRACCIATA A DORSO | p. 171 | ES. 17 | 5 ripetizioni |

▶▶ Rimani in posizione statica, con le gambe distese appoggiate alla parete, per 3 minuti, poi ritorna in piedi molto lentamente, passando prima dalla posizione seduta. Mentre ti alzi, srotola lentamente la colonna vertebrale, vertebra dopo vertebra.

MARTEDÌ / GIOVEDÌ

WALKING MIX

Esegui questo "Walking mix" all'aria aperta, alternando:

CAMMINATA	3 minuti
CORSETTA LEGGERA	1 minuto
PATTINAGGIO	30 secondi
CORSETTA SPRINT	1 minuto, correndo quasi alla massima velocità

 Ripeti la sequenza descritta sopra fino ad arrivare a un totale di 25 minuti. Se per qualche motivo non puoi correre, alterna la camminata semplice a una camminata più veloce. Concludi l'allenamento con lo stretching drenante.

SABATO / DOMENICA

Riposati quanto basta e fai una vita attiva, senza strafare, per ricaricare le batterie dopo una settimana di lavoro.
Scegli tra queste attività quelle che preferisci e praticale secondo le tue possibilità:

✔ PEDALA
✔ NUOTA
✔ GIOCA A TENNIS
✔ FREQUENTA UNA LEZIONE DI AQUAGYM
✔ FAI SHOPPING CAMMINANDO A PASSO SVELTO

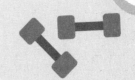

FITNESS NOTE BOOK

PESO:................................ **CM:** Coscia................................

ALTEZZA:............................ Punto vita............................

Fianchi................................

Prima di iniziare la settimana di allenamento, segna qui sopra le tue misure. Poi, dopo esserti allenata, annota qui sotto tutte le tue sensazioni. Rispondi alle domande barrando la casella SÌ/NO e aggiungendo qualche tua nota.

1) Dopo aver ballato in maniera libera ti senti "WOW"? `SI` `NO`

2) Durante la fase di riscaldamento cardiovascolare ti manca il fiato? `SI` `NO`

3) Senti fastidio o dolore mentre esegui gli esercizi della fase di tonificazione della ginnastichina? `SI` `NO`

4) Ti piace terminare l'antiallenamento con lo stretching drenante? `SI` `NO`

5) Ti senti energica subito dopo aver terminato l'antiallenamento? `SI` `NO`

6) Trovi che le tue gambe siano più "leggere" dopo la ginnastichina? `SI` `NO`

7) Provi una sensazione di gioia e positività al termine dell'antiallenamento? `SI` `NO`

8) Descrivi le sensazioni che hai provato durante l'antiallenamento.

_____

_____

9) Qual è l'esercizio che vorresti riuscire a eseguire meglio?

_____

10) Come ti senti il giorno dopo l'antiallenamento?

_____

_____

Ringrazio

La mia agente letteraria, Alessandra Mele, antiallieva, che una domenica sera di qualche mese fa mi ha mandato un messaggino: "Secondo me potresti scrivere un libro sulla ginnastichina".

Sabrina Annoni, Patrizia Segre e tutto il team di HarperCollins. Sebbene questa sia la mia prima volta come autrice, non credo che esistano case editrici più top di questa!

Lidia Rossi e Alessandra Valenti, le mie maestre di "penna" del corazon.

Chi ha reso migliore questo libro con il suo contributo scientifico:
La fisioterapista Laura Calore
Dott.ssa Laura Coluccio
Dott.ssa Francesca alias @farmacistartista
Dott.ssa Fabrizia Graziani
Dott.ssa Valeria Valentino
Dott.ssa Silvia Pasqualini
Dott. Matteo Schlechtleitner
Dott.ssa Viola Zulian

Giusy Anzovino, per i bellissimi disegni che trovate nel libro, e Romina Grasselli, per aver "vestito" le mie parole.

Cristina Fogazzi, l'Estetista Cinica, che per prima ha creduto in me, lanciandomi nel magico mondo di Instagram.

Tutte coloro che mi sono state accanto, regalandomi una parola di conforto e sostegno nei momenti un pochino bui, una persona in particolare: Sarah Balivo @madamecosette.

Le mie amiche delle colline di Salice Terme, Carolina & Marianna.

Questo volume è stato stampato nel giugno 2020
presso Grafica Veneta S.p.A., Trebaseleghe (PD)